Shivam Singh Tomar
Jayanta Bhattacharyya
Saumitra Ghosh

Conceção de próteses parciais removíveis

Shivam Singh Tomar
Jayanta Bhattacharyya
Saumitra Ghosh

Conceção de próteses parciais removíveis

ScienciaScripts

ÍNDICE

INTRODUÇÃO

A prótese de dentadura parcial removível pode ser definida como qualquer prótese que substitui alguns dentes numa arcada parcialmente dentada. Pode ser removida da boca e substituída à vontade - também chamada prótese dentária parcial removível. (GPT-8)

As próteses parciais removíveis são concebidas para serem removidas e substituídas na boca. Por conseguinte, não podem ser fixadas de forma rígida aos tecidos orais. Como resultado, movem-se dentro da cavidade oral sob forças funcionais ou não funcionais. Estes movimentos induzem tensões. É importante que o dentista conheça estes movimentos e as tensões induzidas por eles, para que os componentes da prótese parcial possam ser planeados e colocados de forma lógica, de modo a minimizar estas tensões e distribuí-las por uma área ampla.

A prática clínica atual da prótese parcial removível é mais precisa, fisicamente menos cansativa e certamente mais agradável do que quando as impressões eram feitas em gesso ou paris, seccionadas para serem removidas da boca e montadas de novo para produzir um molde sobre o qual se construía uma prótese parcial removível. Até aos anos 50, a maioria das próteses parciais amovíveis eram concebidas e construídas pelo método consagrado pelo tempo de "eye balling". Uma prótese feita com base em suposições educadas quanto à localização de interferências e cortes inferiores benéficos exigia muitas horas de trabalho adicional enquanto o dentista tentava ajustá-la aos dentes restantes. As partes de metal que causavam problemas eram cortadas e as peças da estrutura eram cortadas e montadas de novo até que finalmente a prótese amovível encaixava, ou quase, na boca. Não é difícil imaginar as forças que esta prótese exerceria sobre os dentes restantes e os tecidos moles. Durante este período, uma prótese parcial removível era considerada por muitos como um trampolim no caminho para as próteses completas e, infelizmente, isto era muitas vezes verdade.

Para uma prótese suportada por dentes, o potencial de movimento é menor porque os dentes oferecem resistência à carga funcional. Os dentes não variam muito na capacidade de fornecer este suporte; consequentemente, os desenhos das próteses são menos variáveis. Este é o caso, apesar de a quantidade de osso de suporte, a relação coroa/raiz, a morfologia da coroa e da raiz, o número de dentes e a posição na arcada relativamente aos espaços edêntulos estarem bem estabelecidos e poderem ser variáveis tanto para as próteses parciais removíveis suportadas por dentes como por tecidos dentários. Para uma prótese suportada por tecido dentário, o rebordo residual (osso alveolar remanescente e tecido conjuntivo sobrejacente coberto por mucosa) apresenta um potencial de suporte bastante variável. Não só o osso alveolar subjacente demonstra uma forma altamente variável após a extração, como continua a mudar com o tempo. À medida que o osso alveolar responde à perda de dentes, o tecido conjuntivo e a mucosa sobrejacentes sofrem alterações que colocam o tecido mole em risco de alterações inflamatórias induzidas pela pressão. Este potencial de suporte variável dos tecidos acrescenta complexidade às considerações de design quando se trata de próteses suportadas por tecidos dentários. Isto porque, ao contrário do suporte eficiente fornecido pelos dentes, que resulta num movimento limitado da prótese, a reação do tecido do rebordo às forças funcionais pode ser altamente variável, levando a quantidades variáveis de movimento da prótese.

É útil compreender as potenciais fontes de força funcional do arco oposto, que podem ter um efeito no potencial de movimento de uma prótese.

Os factores relacionados com a posição dos dentes da arcada oposta, a existência e a natureza do suporte da prótese na arcada oposta e o potencial para estabelecer uma oclusão harmoniosa podem influenciar grandemente o desenho da prótese parcial. As posições dos dentes opostos que aplicam forças fora do suporte primário da prótese podem introduzir forças de alavancagem que actuam para deslocar a prótese. Este efeito é variável com base na natureza da oclusão oposta, uma vez que as forças de oclusão diferem entre dentes naturais, próteses parciais removíveis e próteses completas.

Em geral, as próteses parciais removíveis que se opõem aos dentes naturais requerem um maior apoio e estabilização ao longo do tempo devido às maiores exigências de carga funcional. Por conseguinte, as relações oclusais na intercuspidação máxima devem ser amplamente dissipadas para as unidades de suporte.

REVISÃO DA LITERATURA

Frechette AR[24] em 1951 estudou o planeamento de próteses parciais com especial referência à distribuição de tensões e concluiu que -

a.   A ampla distribuição da tensão vertical é obtida através da utilização de um conetor estriado com selas largas e apoios corretamente aplicados.

b.   O assento de repouso deve ter a forma de uma colher e estar em ângulo reto com o longo eixo do dente.

c.   O braço do fecho deve abranger mais de 180 graus da circunferência do dente e permanecer passivo, a menos que esteja a segurar ativamente a prótese.

Jordan LG[30] , em 1952, estudou a conceção de próteses parciais removíveis com fixação externa (clasps) e afirmou que as forças oclusais verticais laterais e antero-posteriores podem ser bem distribuídas através de assentos de descanso oclusal e descanso oclusal adequados, utilização de um conetor de retentor rígido, conceção adequada do braço do clasp, utilização de conectores de base rígidos (barras linguais e palatinas).

Trapozzano VR, Winter GR[62] em 1952 estudaram os aspectos periodontais da conceção de próteses parciais e defenderam a utilização de -

a.   Mesa oclusal estreita

b.   Conectores principais rígidos

c.   Retentores passivos durante a não-função

d.   Utilização de pausas múltiplas.

Schmidt AH[55] , em 1953, afirmou que os princípios de levantamento, o significado da linha de levantamento, a relação do fecho com a linha de levantamento e a oportunidade apresentada pela inclinação do molde para controlar a localização dos cortes inferiores são factores básicos que permitem ao protésico resolver qualquer problema de prótese parcial removível.

Osborne J, Lammie GA[51] em 1954 apresentaram o tratamento da sela de extremidade livre e defenderam a utilização de

a.   Mesa oclusal estreita para redução da carga vertical

b.   Utilização de um quebra tensões através da distribuição da carga entre os dentes e o alvéolo.

c.   Distribuir amplamente a carga por mais de um dente do pilar de cada lado

Weinberg LA[64] em 1956 estudou a força lateral em relação ao desenho da base e do fecho da prótese e afirmou que se a estrutura e o pilar forem rígidos entre si, os apoios oclusais no lado oposto à aplicação da força lateral tendem a resistir à rotação vertical. A flexibilidade na estrutura ou no desenho do fecho coloca a maior parte da tensão rotacional num ou dois pilares.

Frechette AR[25] , em 1956, estudou a influência do desenho da prótese parcial na distribuição da força nos dentes pilares e concluiu que a carga e o movimento dos dentes são fortemente influenciados por factores como o número e a localização dos apoios, o contorno e a rigidez dos conectores e a extensão das bases da prótese. Outros factores, como a base funcional, a quebra de tensão e a aplicação de retentores directos e indirectos, são igualmente importantes a considerar.

Perry C[52] , em 1956, apresentou a filosofia da conceção de próteses parciais, que incluía

a.   Suporte de bases de prótese e apoios oclusais

b.   Estabilidade por conetor e retentores

c.   Retenção por aparelhos de contenção d. Estética

Kaires AK[33] em 1958 estudou o desenho da prótese parcial e as pressões mastigatórias num caso de extensão distal bilateral mandibular e concluiu que a redução do tamanho da mesa oclusal reduz as tensões nos dentes pilares e nos tecidos de suporte. O efeito do desenho da prótese parcial no desempenho mastigatório não revelou qualquer relação significativa. No entanto, uma barra lingual rígida é mais desejável do que uma barra flexível para suportar tensões horizontais.

Katulski EM[35] , em 1959, apresentou conceitos biológicos da utilização de um aparelho de controlo mecânico de moldes e afirmou que a aplicação do aparelho de controlo não se limita a próteses parciais removíveis, mas é igualmente eficaz como auxiliar de diagnóstico e planeamento de tratamento em próteses parciais fixas, próteses completas, dentisteria operatória e cirurgia oral.

Boitel RH[7] em 1962 defendeu o Paralelómetro de Bachmann para os laboratórios de próteses devido às suas amplas características, tais como

a. Levantamento do molde de diagnóstico.

b. Assento de instrumentos de precisão

c. Perfuração de orifícios em fundição e revestimento de porcelana

d. Acessórios de precisão para encerar e esculpir.

Kratochvil FJ[40] , em 1963, estudou o efeito da posição do apoio oclusal e do desenho do fecho no movimento dos dentes pilares e concluiu que o apoio oclusal colocado na parte mesial do dente pilar proporciona um suporte da mucosa mais perpendicular ao rebordo alveolar residual do que no lado distal desse dente. O desenho da barra em I infrabulge altera menos o contorno natural do dente e permite uma estimulação gengival mais natural do que qualquer outro tipo de retentor extra coronal

Robinson JE, Rubright WC[53] , em 1964, defenderam a utilização de um plano-guia para compensar a contração muscular descontrolada e preservar a continuidade das linhas médias superior e inferior quando é efectuada uma hemi-mandibulectomia parcial ou hemi-mandibulectomia com desarticulação.

Kelly EK[36] , em 1965, estudou a conceção de próteses parciais aplicáveis ao doente maxilofacial e defendeu a utilização de um retentor de barra de treliça quando resta um grande número de dentes saudáveis e é necessária uma retenção máxima para suportar um obturador ou outro aparelho de grandes dimensões.

Henderson D[27] em 1967 estudou a distribuição de forças com próteses parciais removíveis e concluiu que a.	A utilização de um conetor principal rígido que liga os dentes pilares de cada lado da arcada foi um meio eficaz de diminuir a força que ocorre nos dentes pilares mais próximos do local de aplicação de uma força não vertical.

b.	O pilar de uma prótese parcial removível posicionado mais afastado do local de aplicação de uma força na prótese é o que menos resiste à força.

Steffel VL[57] , em 1968, defendeu a utilização de braços cónicos e elásticos com contacto passivo com o dente, em vez de encaixes com ranhuras, uma vez que permitem uma maior amplitude de movimento durante o ciclo mastigatório.

Avant WE[4] , em 1971, referiu os factores que influenciam a retenção de próteses parciais removíveis. A retenção fisiológica é proporcional ao tecido coberto pela base da prótese e é mais importante na prótese parcial removível de base extensível. As pontas de fecho flexíveis colocadas nos rebaixos dos dentes proporcionam a retenção mecânica da prótese parcial removível.

Cecconi BT, Asgar K, Dootz E[11] em 1971 estudaram o ajuste da base da prótese parcial removível e o seu efeito no movimento do dente pilar e concluíram que, mesmo com a base ajustada com maior precisão, a prótese parcial movia-se quando era carregada. O ajuste da prótese parcial afectou tanto a direção como a magnitude do movimento do dente do pilar.

Blatterfein L[6] em 1972 estudou a conceção de próteses parciais para dentes inferiores remanescentes unilaterais, modificando os contornos dos dentes naturais através de coroas e permitindo que bandas metálicas circundassem as coroas. O resultado do estudo mostra uma boa aceitação e satisfação dos pacientes

Krol AJ[42] em 1973 estudou o desenho do fecho para prótese parcial removível de base extensível e defendeu o fecho RPI porque minimiza a cobertura dentária e reduz a tensão no dente pilar.

Cecconi BT[10] , em 1974, estudou o efeito do desenho do apoio na transmissão de forças aos dentes do pilar e concluiu que

a.	As pousadas de precisão e as pousadas profundas afectam o movimento dos dentes do pilar de forma semelhante.

b.   As próteses com assentos gengivais à profundidade máxima nos dentes pilares podem diminuir significativamente o movimento dos dentes pilares.

c.   A carga bilateral de uma prótese parcial removível causa um movimento dentário do pilar significativamente menor do que a carga unilateral.

Yilmaz G[67] em 1976 apresentou o levantamento ótico do molde de próteses parciais removíveis e concluiu que os levantamentos ópticos e convencionais se baseiam nos mesmos princípios. O molde é iluminado por feixes de luz paralelos, que também são paralelos à barra de marcação. A fronteira das zonas claras e escuras indica a linha de levantamento.

Zach GA[68] , em 1975, referiu as vantagens dos apoios mesiais para próteses parciais removíveis. Estas vantagens incluem um eixo de rotação que é mais anterior na arcada dentária, menos trauma para o tecido mole imediatamente distal aos dentes pilares, uma redução na necessidade de retenção indireta, um ponto de apoio mais favorável no dente pilar e maior resistência ao deslocamento distal da prótese parcial removível.

Fribiger GE et al[20] em 1975 estudaram o movimento do pilar de estruturas de próteses parciais removíveis com um obturador de hemi maxillectomia e concluíram que a estrutura retida pelos grampos circunferenciais fundidos criava a menor quantidade de movimento dentário do pilar na situação não esplintada e a prótese retida por fecho de balanço criava a menor quantidade de movimento dentário do pilar na condição esplintada.

Demer WJ[16] , em 1976, defendeu o desenho do fecho da barra em I com apoio mesial para próteses parciais removíveis de base extensível, uma vez que permite algum grau de liberdade de rotação da ala tecidular sem torcer o dente com fecho.

Javid NS, DadManesh J[28] , em 1976, propôs um desenho de trava de balanço para pacientes com hemi maxilectomia (tipo de extensão distal), uma vez que proporcionará retenção e estabilidade devido à esplintagem contínua dos dentes remanescentes durante a função e ao sistema passivo de múltiplos grampos de retenção durante o relaxamento.

Wagner AG, Forgue EG[63] em 1976 estudaram quatro métodos de registo do percurso de inserção de próteses parciais removíveis

a.   Marcas de tripé

b.   Linhas verticais nos lados da base do molde.

c.   Três marcas na parte lateral da base do molde.

d.   Método do pino cimentado

O resultado do seu estudo mostra que o método de cavilha cimentada é o que requer menos tempo para o técnico reposicionar o molde na mesa de inspeção.

Thompson WD, Kratochvil FJ, Caputo AA[61] em 1977 avaliaram o padrão de tensão fotoelástica produzido por vários desenhos de próteses parciais removíveis de extensão distal bilateral. O resultado do estudo mostra que -

a.   O desenho de um retentor com um descanso mesial em conjunto com uma barra I vestibular e uma barra lingual fundida exibiu a distribuição mais favorável das forças aplicadas verticalmente.

b.   Os desenhos de retentores com um descanso distal tendem a mover a coroa clínica para distal e a descansar mesialmente no ápice, resultando em forças horizontais no osso.

c.   A colocação dos apoios da prótese parcial removível de extensão distal, mais anteriormente, proporciona um eixo de rotação que direcciona as forças aplicadas numa direção mais vertical.

d.   O apoio distal em conjunto com os retentores circunferenciais desenvolveu maiores forças horizontais nas estruturas de suporte.

Frank RP, Nicholls JI[23] em 1977 estudaram a eficácia dos retentores indirectos e concluíram que a utilidade de um retentor indireto na prevenção do deslocamento oclusal da base da prótese parece ser limitada. O tipo de fecho teve a maior influência na quantidade de movimento da base da prótese.

Os planos de orientação da superfície proximal também foram considerados importantes para evitar o levantamento da base da prótese.

King GE[37] , em 1978, estudou a conceção de duas vias para próteses parciais removíveis e afirmou que a conceção de duas vias é mais útil em situações suportadas por dentes em que um dente do pilar está inclinado mesialmente. Na conceção de dupla trajetória, a primeira trajetória é manobrada para obter acesso a rebaixos que de outra forma não seriam acessíveis a partir de uma única trajetória de inserção. Logo que a estrutura tenha obtido acesso ao rebaixo pretendido, é rodada para a sua posição totalmente assentada, o segundo e completo percurso de inserção.

White JT[66] , em 1978, estudou a visualização da tensão e do esforço relacionados com a prótese parcial removível e concluiu que a prótese parcial removível Dalbo totalmente ativa resultou no menor deslocamento do rebordo. A utilização de dois pilares resultou numa maior consideração de tensão no pilar distal do que no pilar único.

Armany MA[3] , em 1978, estudou os princípios de design do obturador e propôs um design tripodal para defeitos das classes I, II e V; um design linear para defeitos das classes I e IV e um design quadrilateral para defeitos das classes III e VI.

Bolouve A[8] em 1978 defendeu o desenho de uma prótese parcial removível com dobradiça para alguns dentes remanescentes para reduzir o torque, o movimento dentário e para fornecer o máximo de suporte de retenção e apoio.

Maxfield JB, Nicholls JI, Smith DE[47] em 1979 estudaram a medição das forças transmitidas aos dentes pilares de próteses parciais removíveis e concluíram que

a.   A base de extensão aplica forças direccionadas mesialmente aos dentes do pilar durante a mastigação

b.   Melhorar a adaptação das bases de extensão ao rebordo residual é uma excelente forma de proporcionar o máximo apoio, aumentar o conforto do paciente e diminuir as forças exercidas sobre os dentes pilares.

Tebrack OC, Rohen RM, Fenster RK, Pelleu GB[60] em 1979 estudaram o efeito de vários sistemas de fixação na mobilidade dos dentes pilares para próteses parciais removíveis de extensão distal e afirmaram que -

a.   Não houve diferença na mobilidade do dente pilar durante o período de teste de 4 semanas com cada um dos três sistemas de fixação (1. braço retentivo vestibular circunferencial fundido, apoio distal e braço de suporte lingual, 2. braço retentivo vestibular de arame forjado, apoio distal e um braço de suporte lingual, 3. braço retentivo vestibular fundido com barra em I, apoio mesial e uma placa distal). O fator importante pode ter sido o ajuste da base da prótese de extensão distal sobre o rebordo residual, que proporciona a estabilidade para evitar o aumento da mobilidade do pilar.

b.   Quaisquer aumentos de mobilidade foram apenas na direção vestibular.

c.   Todos os pacientes escolheram o retentor I-bar como desenho de eleição devido à sua maior resistência ao deslocamento.

Frank RP, Nicholls JI[22] em 1977 estudaram a eficácia dos retentores indirectos e concluíram que a utilidade de um retentor indireto na prevenção do deslocamento oclusal da base da prótese parece ser limitada. O tipo de fecho teve a maior influência na quantidade de movimento da base da prótese. Os planos de orientação da superfície proximal também foram considerados importantes na prevenção da elevação da base da prótese. A utilização de apoios mesiais em vez de distais nos dentes do pilar terminal não diminuiu a retenção indireta.

Krol AJ[41] em 1973 defendeu o fecho RPI para próteses parciais removíveis de base extensível, uma vez que minimiza a cobertura dentária e reduz o stress nos dentes pilares.

Mc Dowell GC[48] em 1978 estudou a transmissão de força pelo retentor indireto durante a carga unilateral e concluiu que foram colocadas tensões significativas no pilar do retentor indireto no lado carregado, enquanto o pilar do retentor indireto oposto estava relativamente livre de tensões. A presença de um retentor indireto reduz a tensão nos ápices dos alvéolos dos dentes pilares primários bilateralmente, bem como na crista da crista residual no lado sem carga.

Clayton JA, Jaslow C[13] em 1971 estudaram as forças do fecho nos dentes e concluíram que o desenho do fecho de barra fundida oferece mais flexibilidade do que o desenho do fecho de arame forjado de calibre 18 de igual comprimento. O desenho do fecho retentivo de arame forjado exerceu maior força contra o dente do pilar do que o desenho do fecho retentivo do tipo barra fundida.

Antos EW Jr et al[2] em 1978, num estudo sobre a prótese parcial swing lock, afirmaram que esta tem uma vantagem definitiva sobre uma prótese parcial convencional em situações periodontais e numa crista edêntula de extensão distal. A prótese parcial swing lock proporciona retenção direta e indireta e também alcança uma medida de estabilização da arcada cruzada e esplintagem dos dentes pilares.

Fritell DM, Grisius RJ[21] em 1980 estudaram a retenção de próteses parciais removíveis obturadoras. Os desenhos dos fechos comparados foram -

- Fechos supra-bolge com retenção bucal

- Fechos supra-bolge com retenção lingual

- Fechos de infra-bolha com retenção bucal

- Fechos de infra-bolha com retenção lingual

A conclusão do seu estudo foi que a presença de um obturador reduz a capacidade de retenção das próteses parciais removíveis. A retenção lingual pareceu proporcionar mais resistência à deslocação do que a retenção vestibular. O desenho do fecho infra-bolge pareceu ser mais retentivo do que o desenho do fecho supra-bolge.

Schulte JK, Smith DE[56] em 1980 fizeram uma avaliação clínica da prótese parcial removível swing lock e concluíram que a prótese parcial removível swing lock deve ser considerada como uma alternativa de tratamento para pacientes com suporte periodontal desfavorável e pilares chave em falta.

Mc Dowell GC, Fisher RL[49] em 1982 estudaram a transmissão de força por retentores indirectos quando é aplicada uma força de deslocação unilateral e concluíram que

- A presença do retentor indireto transmite a componente vertical da força a ambos os dentes do pilar do retentor indireto, enquanto a componente horizontal é transmitida ao retentor indireto e aos pilares primários do lado oposto à força de carga.

- A presença de retentores indirectos reduz a tensão nos dentes pilares primários.

- A presença de uma contenção indireta distribui o stress por mais dentes de suporte.

Eliason CM[19] em 1983 defendeu o desenho do fecho RPA como uma alternativa ao desenho RPI. O braço de retenção circunferencial evita o problema dos tecidos à volta dos dentes do pilar e permite que o design do fecho RPA seja utilizado em muitas situações em que o fecho RPI é contraindicado.

De Boer J[15] , em 1988, estudou o efeito na função das próteses parciais removíveis distais, determinado pela posição de repouso oclusal, e defendeu o repouso mesial na redução das forças oclusais desfavoráveis que actuam nos dentes pilares.

El Chaukawi HG, Goodkind RJ, Drolong R, Douglas WH[18] em 1988 estudaram o efeito da prótese parcial de extensão distal com camada resiliente no movimento dos dentes pilares e concluíram que -

- A prótese parcial removível de extensão distal com camada resiliente diminuiu o movimento do pilar.

- A extensão distal da camada resiliente reduziu a carga transmitida ao rebordo alveolar sob a estrutura de extensão distal.

Ko SH, Mc Dowell GC, Kotowicz WE[38] em 1986 estudaram a análise de tensão fotoelástica de próteses parciais removíveis mandibulares com apoios oclusais mesiais e distais. O seu estudo mostra que a estrutura da prótese parcial removível com apoios oclusais mesiais distribuiu maior tensão para o rebordo alveolar residual no lado carregado. Este aumento da carga no rebordo alveolar residual era evidente na plataforma vestibular e na crista sob o local de carga e na crista do rebordo residual adjacente ao dente pilar primário.

Aviv I, Ben Ur Z, Cardash HS[5] em 1989 estudaram o movimento rotacional em próteses parciais removíveis de extensão distal assimétricas e concluíram que o retentor de barra em I infra-bulge do conjunto de fecho RPI, quando utilizado com um apoio oclusal colocado assimetricamente em próteses parciais removíveis de extensão distal, pode torcer o dente pilar à medida que a base da prótese roda para o lado do tecido. O conjunto de fecho RPL com o retentor direto em forma de L no rebaixo distobucal criará um efeito de alavanca de Classe II favorável no dente pilar.

Burns DR, Ward JE, Nance GL[9] em 1989 realizaram um inquérito a especialistas em prótese dentária para a conceção de próteses parciais removíveis e concluíram que

- Na maioria dos inquiridos, 87% utilizam regularmente a técnica do molde corrigido para a sua prótese parcial removível de extensão distal mandibular.

- A maioria dos indivíduos (72%) utilizou o sistema RPI, RPA para desenhar a prótese parcial removível de extensão distal mandibular.

Ronald Meeuwessen et al[54] em 1991 defenderam a utilização de uma barra de cíngulo como conetor principal para próteses parciais removíveis mandibulares onde a distância entre a gengiva marginal e a prega mucolingual é restrita. Também proporciona retenção indireta e, assim, elimina a necessidade de um retentor indireto convencional.

Chau TM, Eick JD, Moore DJ, Tira DE[12] , em 1991, estudaram a análise esterofotogramétrica do movimento dos dentes pilares em próteses parciais removíveis de extensão distal com encaixes intra-coronais e grampos e concluíram que o desenho de encaixe de precisão e semi-precisão geralmente criava movimento dos dentes pilares do que as estruturas de desenho de grampo.

Ahmad I et al[1] em 1992 estudaram o efeito da redução do número de grampos na retenção de próteses parciais removíveis e concluíram que a redução do número de grampos numa estrutura de prótese parcial removível diminuía a retenção de uma forma não linear e que os planos-guia ofereciam alguma resistência à deslocação por fricção.

Luk KC, Tsai TS, Hsu SC, Wang FL[45] em 1997 defendeu a utilização de uma prótese parcial removível unilateral rotativa como alternativa ao desenho de uma prótese parcial removível convencional para restaurar um espaço edêntulo único com um molar mandibular inclinado. A estabilidade e a retenção da prótese são controladas anteriormente pelo fecho de retenção vestibular e pela placa guia lingual do retentor direto convencional e posteriormente pelo retentor rígido e pelas suas placas proximais estendidas vestibular e lingualmente.

Green LK, Hondrum SO[26] em 2003 estudaram o efeito da modificação do desenho na rigidez torsional e compressiva dos conectores palatinos principais em forma de U e concluíram que a duplicação da espessura da tira anterior de um conetor maxilar principal em forma de U melhorou a rigidez da estrutura às cargas torsionais.

CLASSIFICAÇÃO DAS ARCADAS PARCIALMENTE EDÊNTULAS

O principal objetivo da criação de um sistema de classificação para arcadas parcialmente edêntulas é permitir ao dentista comunicar claramente ao ouvinte ou leitor as condições da cavidade oral em que os dentes em falta devem ser substituídos por próteses.

A classificação ajuda a criar ordem a partir do grande número de combinações possíveis de dentes em falta e espaços edêntulos e do número infinito de variáveis, que são criadas quando os dentes são extraídos de forma aleatória ao longo de um período de muitos anos. É também uma ajuda na aprendizagem dos fundamentos do desenho.

Para que o método de classificação seja aceitável, deve ser capaz de realizar os seguintes objectivos

J Permitir a visualização do tipo de arcada parcialmente edêntula que está a ser considerada.

J Permitir a diferenciação entre próteses parciais suportadas por dentes e por tecidos dentários.

J Servir de guia para o tipo de conceção a utilizar.

J Ser universalmente aceite.

Foram propostos vários sistemas de classificação, mas poucos satisfizeram estes critérios. Alguns foram demasiado simplificados, outros são imensamente complexos.

VÁRIOS SISTEMAS DE CLASSIFICAÇÃO PRECONIZADOS ATÉ À DATA

* Sistema Cummer - 1921

* O sistema Kennedy - 1923

* O sistema Applegate - Kennedy

- Classificação de Fiset-Applegate-Kennedy

- Sistema de Bailyn - 1928

- Sistema de Neurohr - 1939

- Sistema de Mauk - 1941

- O sistema de Godfrey - 1951

- O sistema de Beckett - 1953

- O sistema de Friedman - 1953

- Sistema de Craddock - 1954

- Sistema de Watt - 1958

- A Margem de Austin - 1956

- O sistema de Skinner - 1957

- Sistema da Wild

- Sistema de Swenson - 1960

- Sistema Avant - 1966

- O sistema de Osborne e Lammie

- O sistema da McDermott

- Sistema do Colégio Americano de Dentisteria Protética

- O sistema de Costa

- Classificação para a implantologia dentária

Os sistemas de classificação mais amplamente aceites são os seguintes

1. CLASSIFICAÇÃO DE KENNEDY:

O método de classificação da arcada dentária parcialmente edêntula mais utilizado é o originalmente proposto em 1923 pelo Dr. Edward Kennedy de Nova Iorque. O método de Kennedy torna possível colocar qualquer arcada parcialmente desdentada num dos quatro grupos com algumas subdivisões em cada grupo. Baseia-se na relação dos espaços edêntulos com os dentes pilares. Embora simples, o sistema pode ser facilmente aplicado a quase todas as condições de semiedentulismo, e sugere os principais problemas de design que devem ser considerados.

A classificação original de Kennedy contém as quatro classes seguintes, com algumas modificações

Classe I - Áreas edêntulas bilaterais localizadas posteriormente aos dentes naturais remanescentes.

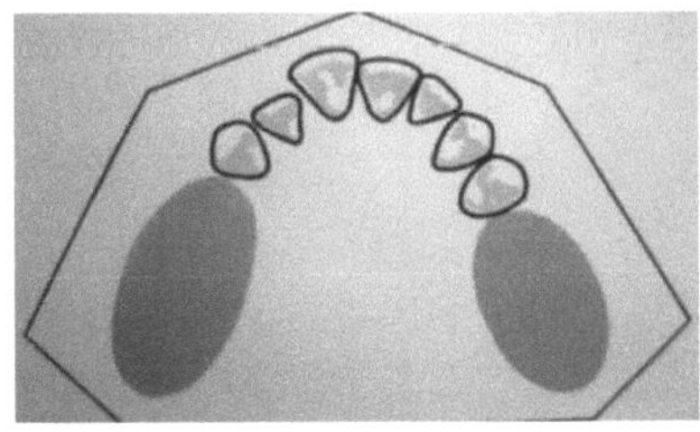CLASSE I DA KENNEDY

Classe II - Área edêntula unilateral localizada posteriormente aos dentes naturais remanescentes.

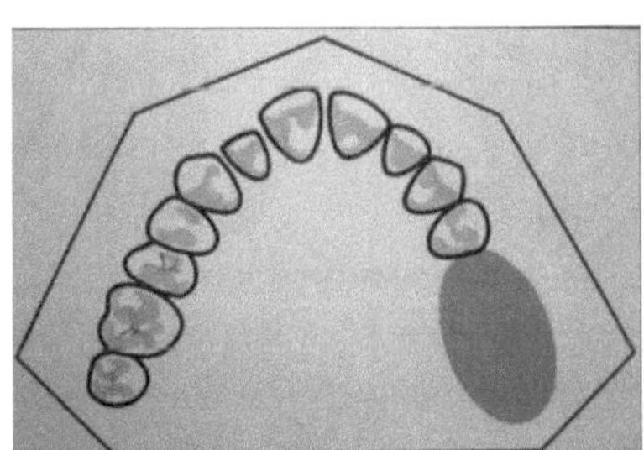CLASSE II DE KENNEDY

Classe III - Área edêntula unilateral com dentes naturais anteriores e posteriores.

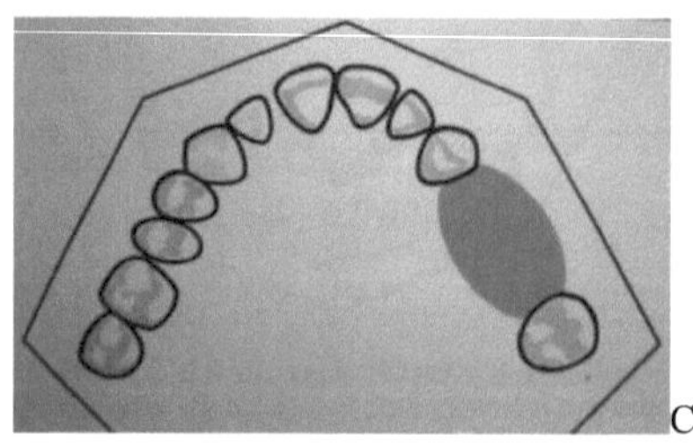

Classe IV - Área edêntula única, bilateral, localizada anteriormente aos dentes naturais remanescentes.

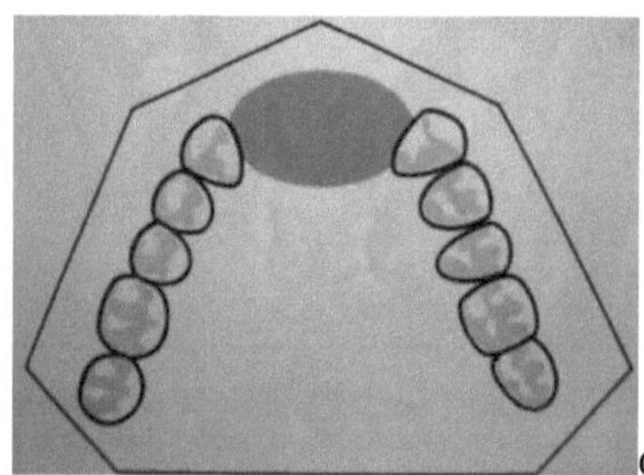

Cada uma das classes, exceto a classe 1, refere-se a uma única área edêntula em cada arcada. Uma vez que estes tipos de arcadas edêntulas não são a maioria, Kennedy referiu-se a cada área edêntula adicional, e não a cada dente adicional em falta, como uma área de modificação e incluiu-as na classificação pelo número de tais áreas.

Mais tarde, **o Dr. O.C Applegate (1960)** tentou alargar o sistema Kennedy, acrescentando as classes V e VI. A aceitação não foi universal.

A classe V é descrita como uma área edêntula delimitada anterior e posteriormente pelos dentes naturais, mas em que o pilar anterior (o incisivo lateral) não é adequado para o suporte.

A classe VI é uma situação desdentada em que os dentes adjacentes ao espaço são capazes de suportar totalmente a prótese necessária; ocorre mais frequentemente num adulto jovem para o qual está indicada uma prótese parcial fixa, mas em que podem ocorrer possíveis danos na polpa dentária se for tentada a preparação da coroa.

Este sistema de classificação foi posteriormente modificado por **Jacques Fiset** (J

Prosthet Dent 1973, Vol.30, No.4)

Classe VII: uma situação desdentada em que todos os dentes remanescentes estão localizados num lado da arcada (ou da linha mediana). A linha de fulcro é bastante compatível com a ação de forças fisiológicas.

Classe VIII: Uma situação desdentada na qual apenas um ou dois dentes remanescentes (possivelmente três) estão localizados em qualquer canto anterior da arcada. A linha de fulcro é bastante incompatível com a ação de forças fisiológicas.

Classe IX: Uma situação edêntula em que os requisitos funcionais e estéticos e a magnitude da distância interoclusal exigem a utilização de uma prótese telescópica (parcial ou total). Os dentes remanescentes são capazes de suportar total ou parcialmente.

Classe X: Uma situação desdentada em que os dentes remanescentes são incapazes de qualquer suporte. Se os dentes forem mantidos, a prótese é totalmente suportada por tecidos. Uma prótese telescópica é frequentemente utilizada para minimizar as forças de torção; caso contrário, é indicada uma prótese removível transitória (com ou sem clasns).

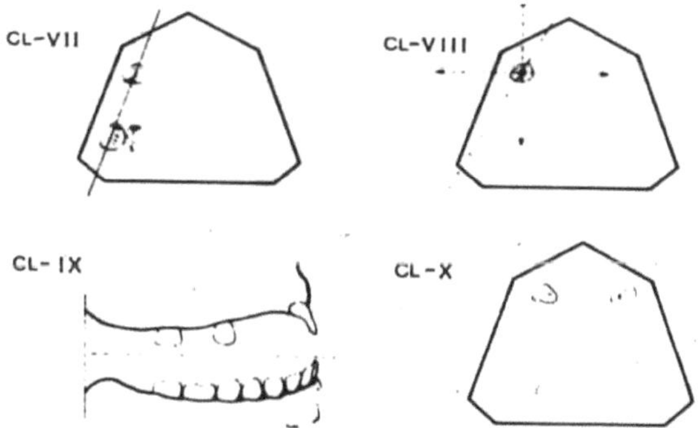

Applegate apresentou igualmente as 8 regras seguintes para a aplicação do sistema Kennedy:

Regra 1: A classificação deve seguir e não preceder extracções que possam alterar a classificação original.

Regra 2: Se o terceiro molar estiver ausente e não for substituído, não é considerado na classificação.

Regra 3: Se o terceiro molar estiver presente e se destinar a ser utilizado como pilar, é considerado na classificação.

Regra 4: Se o segundo molar estiver em falta, não deve ser substituído, ou seja, o segundo molar oposto também está em falta e não é considerado na classificação.

Regra 5: A área ou áreas edêntulas mais posteriores determinam sempre a classificação.

Regra 6: As áreas edêntulas, para além das que determinam a classificação, são referidas como espaços de modificação e são designadas pelo seu número.

Regra 7: A extensão da modificação não é considerada, apenas o número de áreas edêntulas adicionais.

Regra 8: Não pode haver áreas de modificação nas arcadas de classe 4. Qualquer área edêntula situada posteriormente à área bilateral única determina a classificação.

A sequência numérica do sistema de classificação baseia-se, em parte, na frequência de ocorrência, sendo os arcos da classe 1 os mais comuns e os da classe 4 os menos comuns.

A sequência também se baseia nos princípios de conceção: a prótese parcial da classe 1 é concebida como uma prótese suportada pelos tecidos dentários, a classe 3 como uma prótese parcial totalmente suportada pelos dentes e a classe 2 como uma combinação das classes 1 e 3, ou seja, parcialmente suportada pelos tecidos dentários e parcialmente suportada pelos dentes.

2. SISTEMA APPLEGATE KENNEDY:

É uma modificação do sistema de Kennedy. Baseia-se menos no número e na localização dos dentes restantes e dos espaços edêntulos. Tem em consideração as capacidades dos dentes, que delimitam os espaços para servirem de pilares para a prótese.

Classe 1 - Todos os dentes remanescentes são anteriores às regiões edêntulas bilaterais.

Classe 2 - Os dentes remanescentes de cada lado são anteriores ao espaço edêntulo unilateral com todos os dentes (exceto os terceiros molares) do lado oposto remanescentes.

Classe 3 - O espaço edêntulo é delimitado por dentes que permitem assegurar o suporte total da prótese necessária.

Classe 4 - Os dentes remanescentes delimitam a área edêntula posteriormente, tanto do lado direito quanto do lado esquerdo da linha mediana.

Classe 5 - Situação edêntula em que os dentes delimitam o espaço edêntulo anterior e posteriormente, mas em que o dente limite anterior não é adequado para o serviço de pilar.

Classe 6 - Uma situação edêntula em que os dentes adjacentes são capazes de suportar totalmente a prótese necessária.

Classe 2A 2P - Uma modificação da classe 2 primária que tem, para além dos espaços edêntulos básicos, um espaço edêntulo anterior e 2 espaços edêntulos posteriores.

Classe 1A - É uma classe 1 básica com um espaço anterior adicional.

PRINCÍPIOS DE CONCEPÇÃO DE PRÓTESES PARCIAIS REMOVÍVEIS

Uma prótese parcial removível na boca pode executar a ação de duas máquinas simples, a alavanca e o plano inclinado.

A alavanca é uma barra rígida apoiada num ponto ao longo do seu comprimento. Se a alavanca estiver encostada ao seu suporte e for aplicado um peso noutro ponto, ocorrerá rotação ou movimento em torno do suporte. O apoio é conhecido como fulcro, e o movimento ocorre em torno do fulcro.

Existem três tipos de alavancas, de primeira, segunda e terceira classe, e cada uma delas amplia ou disfarça a força num grau diferente.

Alavanca de primeira classe - O fulcro está no centro, a resistência está numa extremidade e o esforço ou força está na extremidade oposta. Esta é a alavanca mais eficiente e fácil de controlar

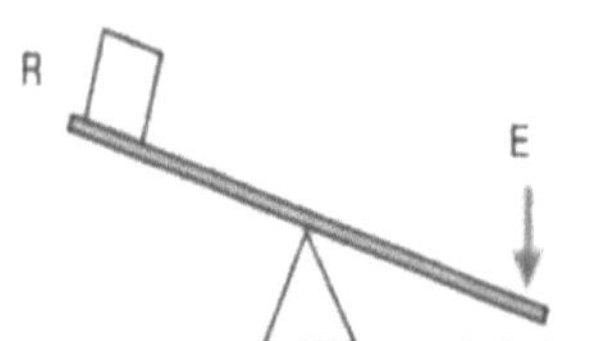

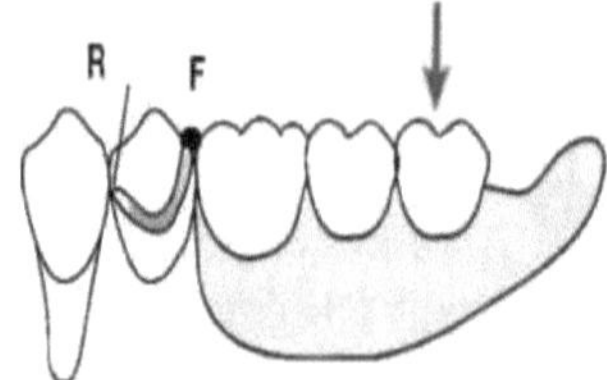

Alavanca de segunda classe - O fulcro está numa extremidade, o esforço na extremidade oposta e a resistência no centro. Este tipo é visto como retenção indireta em próteses parciais removíveis.

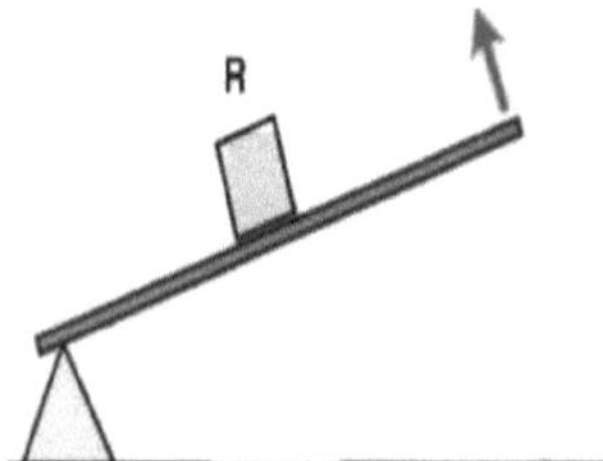

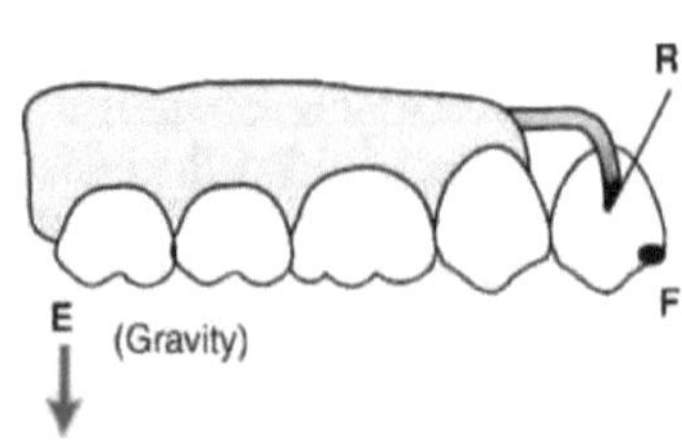

Alavanca de terceira classe - O fulcro está numa extremidade, a resistência na oposta e o esforço no centro. Esta classe não é encontrada em próteses parciais.

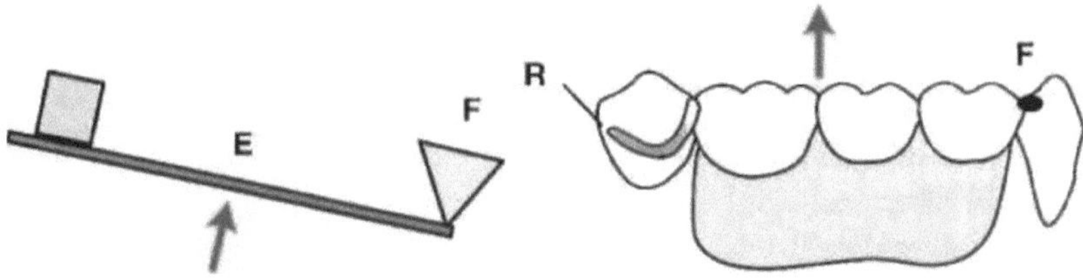

O plano inclinado é a outra máquina simples a ter em conta. As forças exercidas contra o plano inclinado podem resultar na deflexão do que está a aplicar a força ou podem resultar em movimento para o plano inclinado.

As forças que actuam sobre uma prótese parcial são o resultado de uma combinação de forças provenientes de três pontos de apoio principais.

Um fulcro encontra-se no plano horizontal que se estende através de dois pilares principais, um de cada lado da arcada dentária, e é designado por linha de fulcro. Este fulcro controla o movimento de rotação da prótese no plano sagital (movimento da prótese em direção ou para longe da crista de suporte). O movimento de rotação em torno desta linha ou eixo de fulcro horizontal é o de maior magnitude do que em torno dos três fulcros, mas não necessariamente o mais prejudicial.

Um segundo fulcro está no plano sagital e estende-se através do apoio oclusal no pilar terminal e ao longo da crista da crista residual num dos lados da arcada. Numa situação de classe I existem dois destes fulcros, um em cada lado da arcada. Este fulcro controla os movimentos de rotação da prótese no plano vertical (movimentos de balanço, ou de lado a lado, sobre a crista da crista).

O terceiro fulcro está localizado na vizinhança da linha média, imediatamente lingual aos dentes anteriores. Esta linha de fulcro é vertical e controla o movimento de rotação da dentadura no plano horizontal ou os movimentos circulares planos da dentadura.

Factores que influenciam a magnitude das tensões transmitidas aos dentes do pilar

Comprimento do vão

Quanto mais longo for o espaço edêntulo, mais longa será a base da prótese e maior será a força transmitida aos dentes pilares. O fulcro está localizado no ou perto do apoio oclusal no dente pilar terminal. A carga é aplicada aos dentes artificiais, e o comprimento do braço de alavanca, a base da prótese, determina a força que o dente pilar deve suportar.

Qualidade do apoio de Ridge

A forma da crista residual pode desempenhar um papel importante na dissipação das forças criadas pela função da prótese parcial. Os rebordos grandes e bem formados são capazes de absorver maiores quantidades de tensão do que os rebordos pequenos, finos ou com bordos de faca.

Um mucoperiósteo saudável com aproximadamente 1 mm de espessura é capaz de suportar uma carga funcional maior do que uma mucosa atrófica fina. O tecido mole, flácido e deslocável contribui pouco para o suporte vertical da prótese e nada para a estabilidade lateral da base da prótese. Este tipo de tecido permite um movimento excessivo da prótese, com a consequente transmissão de stress ao dente pilar adjacente.

Qualidades do fecho

Quanto mais flexível for o braço de retenção do fecho, menos tensão é transmitida ao dente do pilar. Esta é a razão pela qual a combinação ou o fecho retentivo de arame forjado foi sugerido para os pilares terminais das próteses parciais de Classe I ou II. Um braço de fecho flexível contribui para uma menor resistência às tensões horizontais mais destrutivas. Assim, à medida que a flexibilidade do fecho aumenta, as tensões laterais e verticais transmitidas ao rebordo residual aumentam. Se o suporte periodontal do dente pilar for bom, seria indicado um fecho menos flexível, como um fecho de projeção vertical, porque o dente seria mais capaz de suportar uma maior quantidade de tensão. Se, por outro lado, o suporte periodontal estiver enfraquecido, deve ser utilizado um fecho mais flexível, como o fecho combinado com um braço de retenção de arame forjado, para que o rebordo residual partilhe mais da resistência às forças horizontais que actuam sobre a prótese parcial.

Design do fecho

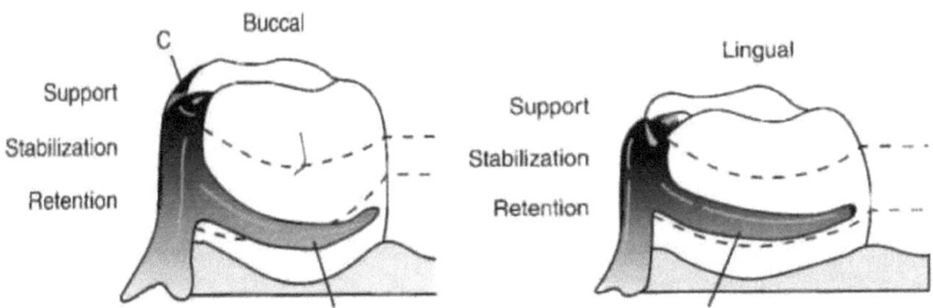

Um fecho concebido de forma a ser passivo quando está completamente assente no dente pilar exercerá menos tensão sobre o dente do que um fecho que não seja passivo. Só quando a estrutura estiver completamente assente é que os braços do fecho de retenção serão passivos. A melhor forma de encaixar a estrutura é utilizando uma cera reveladora nas superfícies da estrutura que contactam com os dentes. À medida que a cera é deslocada, as áreas da estrutura metálica que se encontram à vista são ajustadas até que a estrutura esteja completamente assente e os braços do fecho se tornem passivos.

Um fecho deve ser concebido de forma a que, durante a inserção ou remoção da prótese, o braço recíproco entre em contacto com o dente antes de a ponta de retenção passar sobre a maior protuberância do dente pilar. Isto irá estabilizar ou neutralizar a tensão a que o dente pilar está sujeito quando o terminal retentivo passa sobre a maior protuberância do dente.

Comprimento do fecho

Quanto mais flexível for o fecho, menor será a tensão exercida sobre o dente pilar. A flexibilidade pode ser aumentada através do alongamento do fecho. A duplicação do comprimento dos fechos aumenta a sua flexibilidade cinco vezes. O comprimento do fecho pode ser aumentado através da utilização de uma camada curva em vez de uma camada reta num dente pilar.

Material utilizado na construção do fecho

Um fecho construído em liga de crómio exercerá normalmente uma maior tensão sobre o dente pilar do que um fecho de ouro, mantendo-se todos os outros factores iguais, devido à maior rigidez da liga de crómio. Para compensar esta propriedade, os braços do fecho de ligas de crómio são construídos com um diâmetro mais pequeno do que um fecho de ouro para atingir o mesmo objetivo.

Superfície dentária do pilar

A superfície de uma coroa ou restauração de ouro oferece mais resistência à fricção do movimento do braço do fecho do que a superfície do esmalte de um dente. Por conseguinte, é exercida uma maior tensão num dente restaurado com ouro do que num dente com esmalte intacto

Harmonia oclusal

Uma oclusão desarmoniosa, na qual estão presentes contactos oclusais deflectivos entre dentes opostos, gera forças horizontais que, quando ampliadas pelos factores de alavancagem, podem transmitir forças destrutivas tanto para os dentes pilares como para as cristas residuais. Alguns indivíduos com dentes naturais podem exercer uma força de fecho de 300 libras por polegada quadrada, enquanto a força de fecho de uma pessoa que usa uma dentadura completa não pode exceder 30 libras por polegada quadrada. Por conseguinte, uma prótese parcial construída para se opor a uma prótese completa estará sujeita a muito menos tensão oclusal do que uma prótese oposta à dentição natural.

A área da base da prótese contra a qual a carga oclusal é aplicada influencia significativamente a quantidade de tensão transmitida aos dentes pilares e à crista. Se a carga oclusal for aplicada na base adjacente ao dente pilar, haverá menos movimento da base da prótese e menos transmissão de tensão do que se a carga for aplicada na extremidade distal da base da prótese.

Idealmente, a carga oclusal deve ser aplicada no centro da área de suporte da prótese, tanto no sentido ântero-posterior como no bucolingual. Na maioria das bocas, o segundo pré-molar e o primeiro molar representam as melhores áreas para a aplicação da carga de mastigação. Os dentes artificiais devem ser dispostos de modo a que a maior parte da força de mastigação seja aplicada nessa área

Controlo das tensões através de considerações de conceção

Retenção direta

O braço do fecho retentivo é o elemento da prótese parcial que é responsável pela transmissão da maioria das forças destrutivas para os dentes pilares. Uma prótese parcial removível deve ser sempre desenhada para manter a retenção do fecho num nível mínimo, mas fornecer uma retenção adequada para evitar a deslocação da prótese por forças de desinstalação.

Controlo de fricção

A prótese parcial deve ser projectada de modo a que sejam criados planos-guia no maior número possível de dentes. Os planos-guia são áreas nos dentes que são criadas de modo a ficarem paralelas entre si e paralelas ao trajeto que a prótese faz quando é inserida e retirada da boca. Os planos podem ser criados nas superfícies de esmalte dos dentes ou em restaurações colocadas nos dentes. O contacto friccional da prótese com estas superfícies paralelas pode contribuir significativamente para a retenção da prótese.

Controlo neuromuscular

A capacidade inata do doente para controlar a ação dos lábios, das bochechas e da língua pode ser um fator importante na retenção de uma prótese. Um doente que não tenha capacidade ou coordenação para controlar o movimento destes tecidos pode não ser capaz de reter a prótese. Qualquer extensão excessiva da base da prótese, quer facialmente, quer lingualmente na mandíbula, quer posteriormente no palato mole, contribuirá para a perda de retenção e os dentes pilares que suportam os retentores directos serão sujeitos a uma tensão excessiva devido ao deslocamento constante da prótese. No entanto, uma base de dentadura com contornos adequados pode ajudar o controlo neuromuscular da prótese por parte do doente.

Posição do fecho

Normalmente, a posição ou a relação do fecho de retenção com a altura do contorno é mais importante na retenção e no controlo da tensão do que o número de fechos. O número de fechos que deve ser utilizado no projeto é, na maioria das vezes, ditado pela classificação.

Configuração quadrilateral:

A configuração quadrilateral é mais frequentemente indicada para arcos de Classe III, particularmente quando existe um espaço de modificação no lado oposto do arco

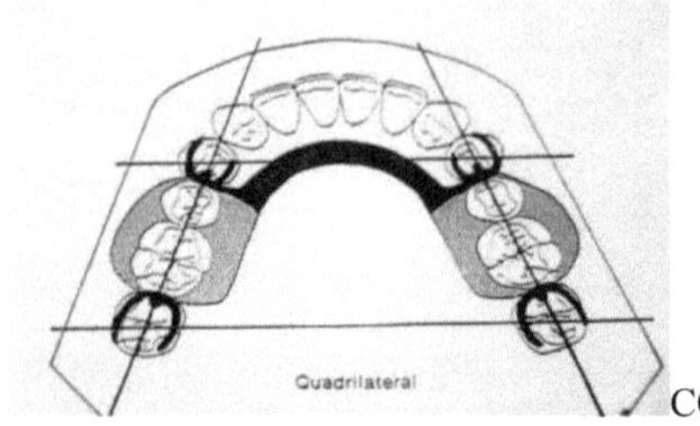

CONFIGURAÇÃO QUADRILATERAL

Configuração do tripé

O fecho em tripé é usado principalmente para arcos de classe II. Se houver um espaço de modificação no lado dentado, os dentes anteriores e posteriores ao espaço são apertados para criar a configuração de tripé.

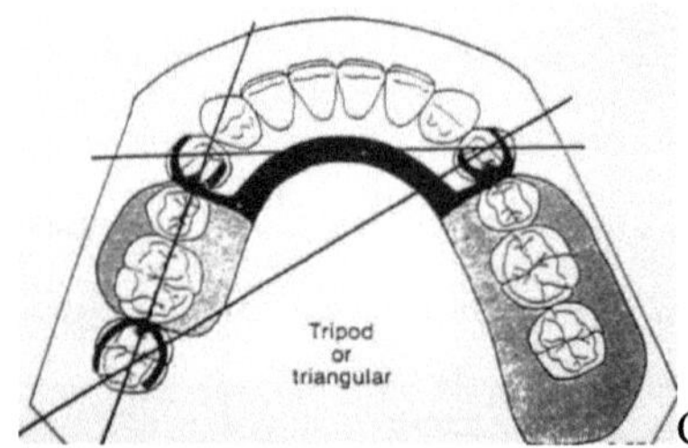

CONFIGURAÇÃO DO TRIPÉ

Configuração bilateral

Infelizmente, a maioria das próteses parciais removíveis pertence ao grupo de extensão distal bilateral. Na configuração bilateral, os grampos exercem pouco efeito neutralizador sobre as tensões induzidas pela alavanca gerada pela base da prótese. Estas tensões devem ser controladas por outros meios, ou seja, por retentores indirectos.

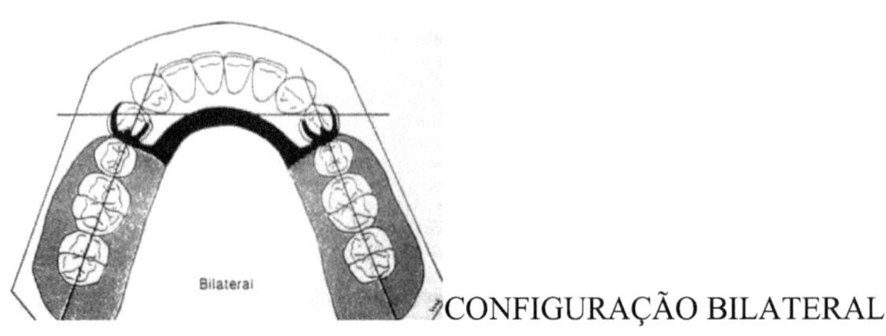

CONFIGURAÇÃO BILATERAL

Design do fecho

Fecho de fundição circunferencial

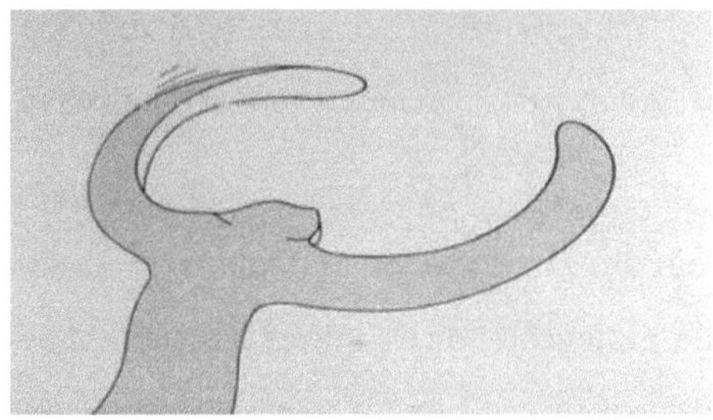

O fecho de molde circunferencial convencional, que se origina de um apoio oclusal distal no dente pilar terminal e que envolve um rebaixo retentivo mesiovestibular, não deve ser utilizado numa prótese parcial removível de extensão distal. O terminal deste fecho reage ao movimento da base da prótese em direção ao tecido, colocando uma força de inclinação distal, ou de torção, no dente pilar. Esta força específica é a força mais destrutiva que um fecho de retenção pode exercer. Este conceito de fecho deve ser evitado a todo o custo.

O cirlet invertido, um fecho circunferencial fundido que se aproxima de um rebaixo distobucal da superfície mesial de um dente pilar terminal, é aceitável.

Fecho de barra ou de projeção vertical

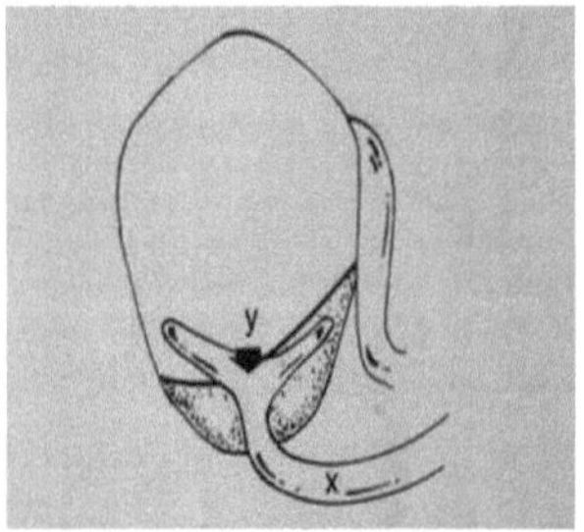

O fecho de projeção vertical, ou barra, é utilizado no dente pilar terminal de uma prótese parcial de extensão distal quando o rebaixo retentivo está localizado na superfície distobucal. Nunca é indicado quando o dente tem um rebaixo mesiovestibular.

À medida que a base da prótese é carregada em direção ao tecido, a ponta de retenção do fecho em T roda gengivalmente para libertar a tensão que está a ser transmitida ao dente pilar. O fecho em barra não produz a força de encravamento por vezes produzida pelo fecho circunferencial invertido.

Uma escola de pensamento sobre a filosofia do desenho da prótese parcial removível defendeu a omissão do apoio oclusal distal do pilar terminal a favor de um apoio mesial quando se utiliza um fecho de barra. A crença é que um apoio distal faria com que a linha de fulcro, em torno da qual a prótese tende a rodar, fosse distal ao terminal do fecho retentivo. Teoricamente, a ponta de retenção não poderia soltar-se se a base da prótese se movesse em direção ao tecido. Outra vantagem alegada para mover o apoio oclusal mais anteriormente é que o braço de alavanca é aumentado, o que faz com que a força dirigida para a crista residual seja mais vertical e, assim, melhor tolerada pela crista.

Fecho de combinação

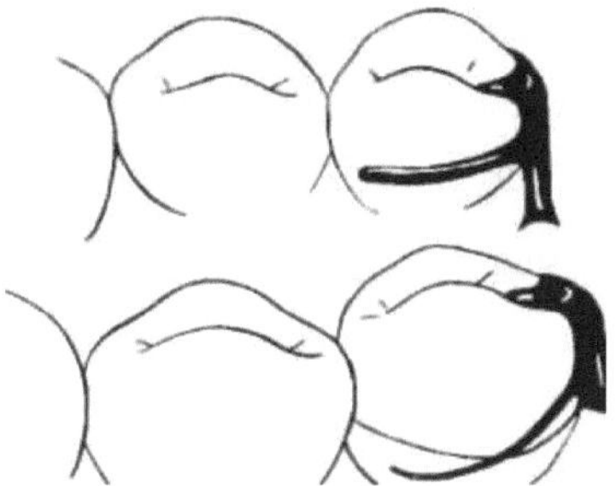

Quando existe um corte inferior mesiovestibular num dente pilar adjacente a uma crista edêntula de extensão distal, o fecho combinado pode ser utilizado para reduzir a tensão transmitida ao dente pilar.

O fio de liga metálica forjado, em virtude da sua estrutura interna, é mais flexível do que um fecho fundido. Pode fletir em qualquer plano espacial, enquanto um fecho fundido flecte apenas no plano horizontal. O braço de retenção em arame forjado tem uma ação de quebra de tensões que absorve as tensões de torção nos planos vertical e horizontal. Um fecho circunferencial fundido, nas mesmas circunstâncias, transmitiria a maior parte da tensão induzida pela alavanca ao dente do pilar.

Splinting de dentes pilares

Os dentes adjacentes podem ser esplintados por meio de coroas para controlar a tensão transmitida a um dente pilar da semana. A esplintagem de dois ou mais dentes aumenta a área de fixação do ligamento periodontal e distribui o stress por uma área de suporte maior.

A esplintagem por meio de coroas também tem o efeito de estabilizar os dentes pilares na direção mesiodistal ou anteroposterior. Dois dentes posteriores, molar e pré-molar, esplintados juntos não melhoram a resistência vestibulolingual ao stress.

A Splinting também é indicada quando o dente pilar proposto tem uma raiz afilada ou raízes curtas, pelo que não existe uma quantidade aceitável de ligação ao ligamento periodontal.

Uma das necessidades mais importantes e frequentemente indicadas para a realização de esplintagem é quando o dente pilar terminal no lado da extensão distal da arcada está sozinho, ou seja, existe um espaço edêntulo tanto anterior quanto posterior a ele. Essa situação é mais frequentemente observada em segundos pré-molares, tanto maxilares quanto mandibulares. Este tipo de pré-molar é potencialmente um pilar de uma semana, devido às forças rotacionais que tem de suportar. A união deste dente ao dente anterior, normalmente o canino, deve ser efectuada com uma prótese parcial fixa.

A principal vantagem da tala com uma prótese amovível é a estabilização transversal da arcada.

Outras formas de próteses removíveis, como a prótese parcial com bloqueio de balanço, podem ser utilizadas para imobilizar os dentes de forma eficaz.

Retenção indireta

Um retentor indireto é uma parte da prótese parcial removível que ajuda o retentor direto a evitar a deslocação da prótese de extensão distal, resistindo ao movimento de rotação da prótese em torno da linha de fulcro estabelecida pelos apoios oclusais.

O retentor indireto é essencial na conceção de próteses parciais de Classe I e II. Ao utilizar a vantagem mecânica da alavancagem, contraria as forças que tentam mover a base da prótese para longe do rebordo residual, movendo o fulcro para mais longe da força.

Uma vez que o retentor indireto resiste a forças de elevação no final de um longo braço de alavanca, tem de ser posicionado num assento de repouso definido, de modo a que as forças transmitidas sejam desviadas apicalmente através do longo eixo do dente pilar.

O retentor indireto também contribui, em menor grau, para o apoio e estabilidade da prótese.

Numa arcada de classe I deve ser sempre usada a contenção indireta. O retentor ou retentores indirectos devem ser posicionados o mais anterior possível à linha de fulcro.

Embora a retenção indireta não seja tão crítica numa arcada de Classe II como numa arcada de Classe I, ela continua a ser necessária. Se existir um espaço de modificação no lado suportado pelo dente, devem ser seleccionados dentes pilares em ambos os lados do espaço. A linha de fulcro passará pelo pilar mais posterior no lado suportado pelo dente e pelo pilar terminal no lado da extensão distal. O pilar mais anterior do lado suportado pelo dente, com o seu conjunto de descanso e fecho, pode estar localizado suficientemente anterior à linha de fulcro para servir como retentor indireto.

Se não houver espaço de modificação no lado da arcada suportado pelo dente, o dente mais posterior desse lado, com contornos favoráveis para a fixação, deve ser utilizado como um pilar.

Para a arcada da Classe III, a retenção indireta não é normalmente necessária porque não existe uma base de extensão distal da prótese para criar um braço de alavanca. No entanto, os apoios auxiliares podem ser projectados para fornecer apoio vertical adicional.

A consideração para a arcada de Classe IV é o inverso da consideração para as arcadas de Classe I e Classe II, e o desenho da prótese parcial, para resistir às forças de rotação na direção oposta, também deve ser invertido. O braço de alavanca é anterior à linha de fulcro, pelo que o retentor indireto deve ser colocado o mais posterior possível. Os apoios oclusais e os conjuntos de grampos são colocados nos dentes mais posteriores com contornos favoráveis, tanto para a retenção direta como para o apoio.

Oclusão

Uma oclusão que funcione bem e que esteja em harmonia com os movimentos das articulações temporomandibulares e da neuromusculatura minimizará o stress transferido para os dentes pilares e para o rebordo residual. Os contactos dos restantes dentes naturais devem ser os mesmos quando a prótese parcial removível está na boca e quando a prótese não está colocada.

Base da prótese:

A base da prótese deve ser projectada para cobrir uma área tão extensa quanto possível de tecido de suporte. A tensão criada pela prótese parcial em função será, assim, distribuída por uma grande área, pelo que nenhuma área isolada será sujeita a tensão para além do seu limite fisiológico.

As bases da prótese de extensão distal devem sempre estender-se até à área da almofada retromolar da mandíbula e cobrir toda a tuberosidade da maxila

Deve-se ter o mesmo cuidado para não estender demasiado as margens da base da prótese. A interferência com os movimentos funcionais dos tecidos circundantes por uma extensão excessiva produzirá e transmitirá tensões significativas aos dentes restantes.

Quanto mais precisa for a adaptação da base da prótese ao rebordo residual, melhor será a retenção, em parte devido às forças de adesão e coesão.

O tipo de impressões utilizadas para registar o mucoperiósteo do rebordo residual irá influenciar a quantidade de tensão que o rebordo residual pode efetivamente absorver.

Conector principal

Na arcada mandibular, a placa lingual, conetor principal que é corretamente suportado por apoios, pode ajudar na distribuição de tensões funcionais para os restantes dentes. É particularmente eficaz no suporte de dentes anteriores periodontalmente enfraquecidos.

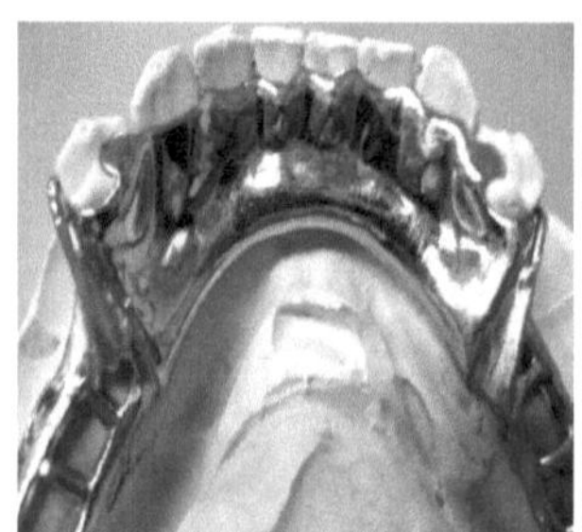
LINGUOPLATE

Na arcada maxilar, a utilização de um conetor palatino maior largo que contacta com vários dos dentes naturais remanescentes através de uma placa lingual pode distribuir o stress por uma grande área. O conetor principal deve ser rígido e deve receber apoio vertical através de apoios de vários dentes.

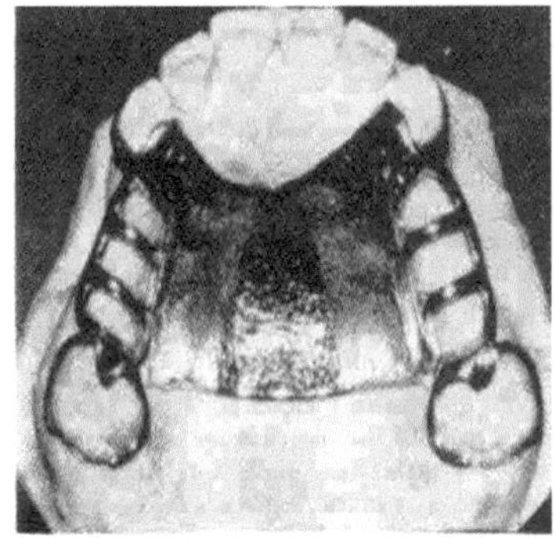

CONECTOR PALATINO MAIOR LARGO

Conector menor

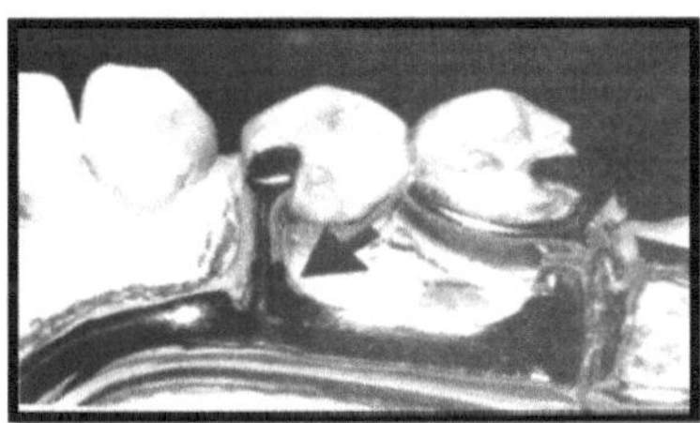

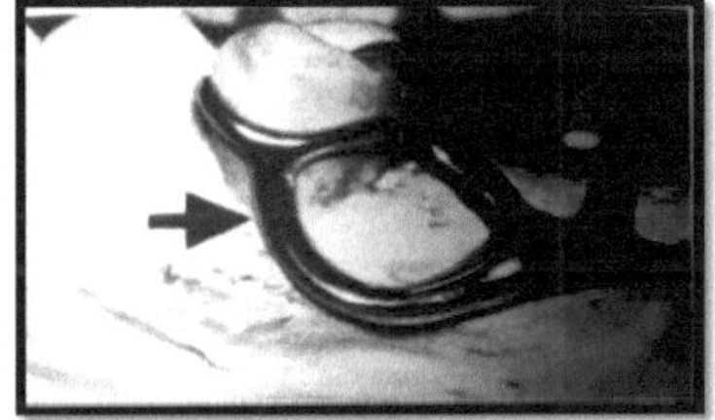

O contacto mais íntimo entre o dente e a prótese parcial ocorre entre o conetor menor que une o conjunto do fecho ao conetor maior e os planos de orientação na superfície do dente do pilar. O contacto próximo entre o metal e o esmalte tem dois objectivos. Primeiro, oferece estabilidade horizontal à prótese parcial contra as forças laterais sobre a prótese. O dente com o seu osso de suporte ajuda a dissipar estas tensões de deslocação. Em segundo lugar, através do contacto entre o conetor menor e o dente pilar, o dente recebe estabilização contra as tensões laterais.

Descansos

Assentos de repouso adequadamente preparados ajudam a controlar o stress, direccionando as forças transmitidas aos dentes pilares para o longo eixo desses dentes. O ligamento periodontal é capaz de suportar forças verticais de magnitude muito superior às forças horizontais ou de torção.

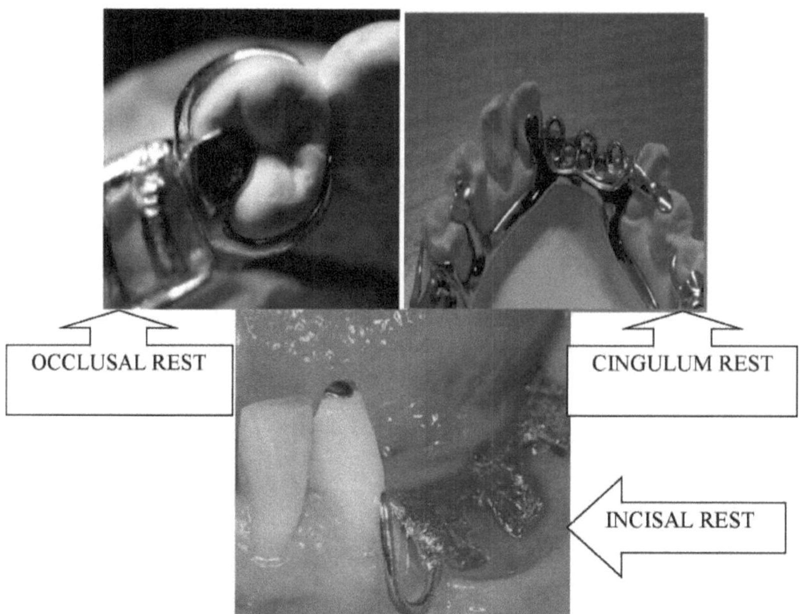

Um dos pontos mais críticos do assento da restauração é que a base do preparo deve formar um ângulo de menos de 90 graus com uma linha perpendicular ao longo eixo do dente. Isto permite que o descanso, seja oclusal, incisal ou lingual, agarre o dente com segurança e evite a sua migração.

O número de dentes pilares influencia a quantidade de força que cada dente tem de absorver. Quanto mais dentes suportarem os assentos de apoio, menor será a tensão colocada em cada dente individualmente.

CONSIDERAÇÕES ADICIONAIS QUE INFLUENCIAM A CONCEPÇÃO:

Devem ser feitos todos os esforços para obter o máximo apoio dos dentes pilares e aliviar a crista residual da contribuição de apoio. Para este fim, deve ser considerada a utilização de splint bass, encaixes labiais internos e pilar de sobreposição.

BARRA DE IMOBILIZAÇÃO PARA SUPORTE DE DENTADURAS:

Numa situação em que é necessário substituir vários dentes anteriores em falta por uma prótese parcial removível, em vez de uma FPD, pode ser devido a

i.   comprimento da extensão edêntula

ii.   perda de rebordo residual suficiente por reabsorção, acidente ou cirurgia

iii.   um espaço vertical demasiado grande impede a utilização de uma prótese parcial fixa, ou

iv.   Quando os requisitos estéticos podem ser melhor satisfeitos através da utilização de dentes adicionados à estrutura da prótese.

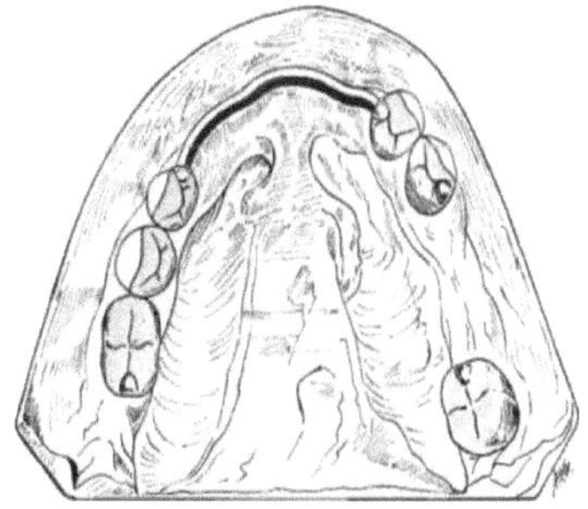

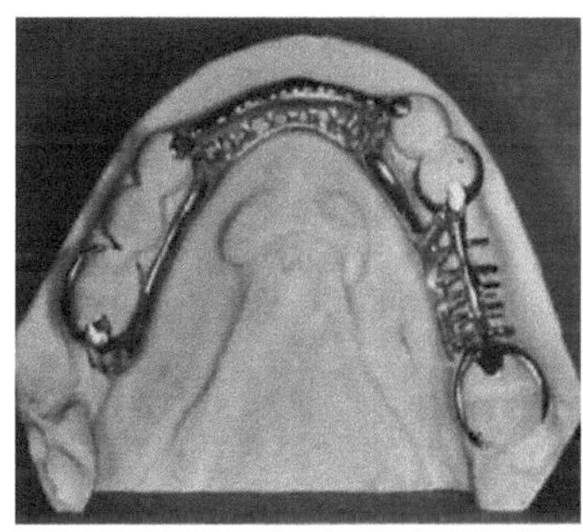

- Normalmente, o apoio é obtido através da colocação de apoios oclusais ou linguais, ou ambos, nos dentes naturais adjacentes. Quando as condições não são favoráveis, deve ser utilizado outro método.

- Uma barra de imobilização influencia o desenho do conetor principal que deve ser utilizado.

- Uma barra de imobilização anterior pode ser fixada aos dentes pilares adjacentes de tal forma que resulte numa imobilização fixa, mas com uma barra lisa e contornada que assenta ligeiramente no tecido gengival para suportar a PPR.

- O tipo de retentor de pilar e a decisão de usar4 pilares múltiplos dependerá do comprimento do vão e da estabilidade dos dentes que estão a ser usados como pilares.

- Independentemente do tipo de retentores de pilar utilizados, a barra de ligação deve ser fundida separadamente e ser de uma liga rígida; ou pode ser utilizada uma barra disponível no mercado e fixada aos pilares por soldadura.

- O comprimento do vão influencia a escolha do tamanho de uma barra de tala - vãos longos requerem barras mais rígidas (calibre 10) do que vãos curtos (calibre 13).

- Podem também ser formadas reentrâncias nas peças de encosto, as barras de ligação com cantoneiras para encaixar nestas reentrâncias são depois fixadas por soldadura.

- A liga de crómio-cobalto, devido à sua rigidez, é preferida para as barras fundidas. As peças do pilar em ouro podem ser unidas a estas por soldadura eléctrica.

- O conjunto completo da barra e das peças do pilar é cimentado de forma permanente nos dentes do pilar.

- A impressão é feita e o molde mestre é obtido.

- A estrutura da prótese é então feita para se adaptar a esta barra, estendendo o conetor principal para cobrir e assentar sobre a barra de tala.

- Em situações em que a restauração amovível será praticamente suportada pelo dente, a barra de imobilização pode ser curvada para seguir a crista do rebordo residual.

- Numa situação de extensão distal, os contornos proximais dos pilares adjacentes às barras de imobilização devem ser paralelos à trajetória de colocação. Isto tem dois objectivos -

1. Permite uma disposição desejável dos dentes artificiais

2. Ajuda a resistir à rotação horizontal da restauração.

- A barra de esplintagem deve ser posicionada anteroposteriormente em relação à crista residual para permitir uma disposição normal dos dentes artificiais. A prótese parcial terá as vantagens estéticas e outras da RPD, mas terá o apoio positivo da barra de esplintagem subjacente.

- A superfície do tecido da barra de imobilização deve ser acessível para limpeza com um fio dentário.

FIXAÇÃO INTERNA COM CLIPE:

- Difere da barra de imobilização na medida em que a fixação do clipe interno proporciona apoio e retenção na barra de ligação.

A barra de ligação é feita de fio de liga de platina de calibre 11 e o punho fêmea é feito de chapa metálica de calibre 27.

A barra de arame está situada ligeiramente acima dos tecidos.

- A retenção é proporcionada pelo punho de metal da placa, que é contornado para encaixar na barra e é parcialmente embutido por meio de esporas de retenção ou anéis na base da dentadura de resina sobrejacente.

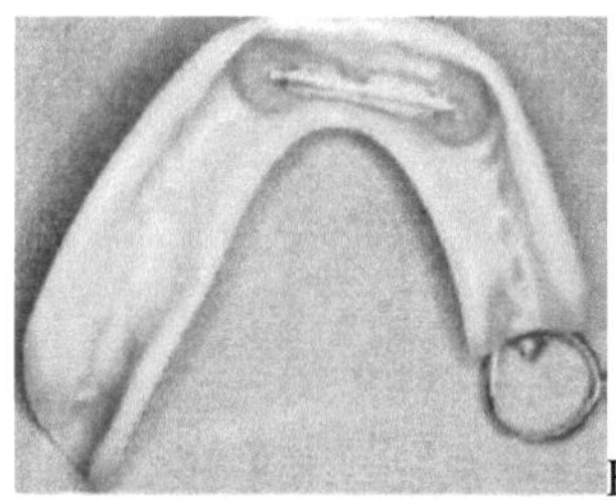

FIXAÇÃO INTERNA COM CLIPE

- A fixação interna do grampo pode servir para eliminar tanto os apoios oclusais como os grampos de retenção nos dentes pilares adjacentes.

PILAR DE REVESTIMENTO:

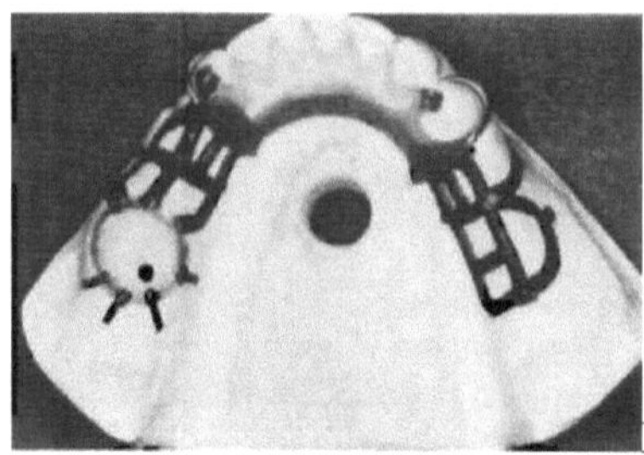

- Deve ser dada toda a atenção para evitar a necessidade de uma extensão distal.

- Deve ser considerada a recuperação de um dente existente utilizando tratamentos endodônticos, periodontais ou uma combinação dos mesmos.

- A preservação do dente e a preparação da coroa como um pilar ligeiramente elevado em forma de cúpula oferecem frequentemente uma alternativa a uma base de extensão distal.

FORÇAS QUE ACTUAM SOBRE A PRÓTESE PARCIAL

As forças que actuam numa prótese parcial são o resultado da combinação de forças que surgem de três pontos de apoio principais. A prótese parcial suportada por todos os dentes raramente é sujeita a tensões induzidas, porque não estão envolvidas forças do tipo alavanca e não existem fulcros à volta dos quais a prótese parcial possa rodar.

- o movimento vertical em direção às cristas é impedido pelos apoios oclusais

- o afastamento da crista é impedido pela ativação de retentores directos que, de outro modo, estariam activos

- movimento horizontal e movimento rotacional longitudinal por componentes estabilizadores, em pilares primários ou auxiliares

Os planos inclinados também não são um fator quando a prótese parcial é suportada pelo dente.

Em contraste, todas as próteses parciais de classe I e classe II, com uma ou mais bases de extensão distal, não são totalmente suportadas pelo dente, nem são completamente retidas por pilares delimitadores. Qualquer prótese parcial de classe III ou IV que não tenha um suporte de pilar adequado cai na mesma categoria; têm um suporte composto para a crista e o dente.

É na extensão distal das próteses parciais removíveis que os fulcros entram em cena. O movimento ocorre normalmente em torno dos três fulcros em simultâneo.

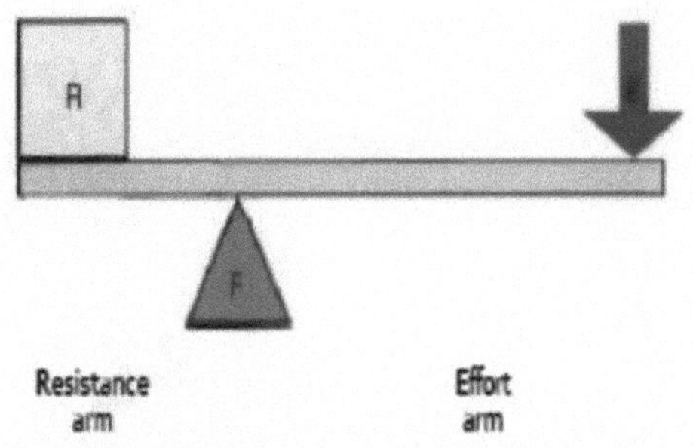

O comprimento da alavanca desde o fulcro (F) até à resistência (R) é designado por braço de resistência. A parte da alavanca desde o ponto de apoio até ao ponto de aplicação da força (E) chama-se braço de esforço.

Quando o braço de esforço é maior do que o braço de resistência, a vantagem mecânica é a favor do braço de esforço, proporcional à diferença de comprimento dos dois braços.

ROTAÇÃO DA PRÓTESE EM TORNO DE UM EIXO

A linha imaginária que passa através dos dentes e dos retentores directos, em torno da qual a prótese roda ligeiramente quando sujeita a várias forças dirigidas para a crista residual ou para fora dela, é chamada linha de fulcro. Pode estar presente mais do que uma linha de fulcro para a mesma prótese dentária.

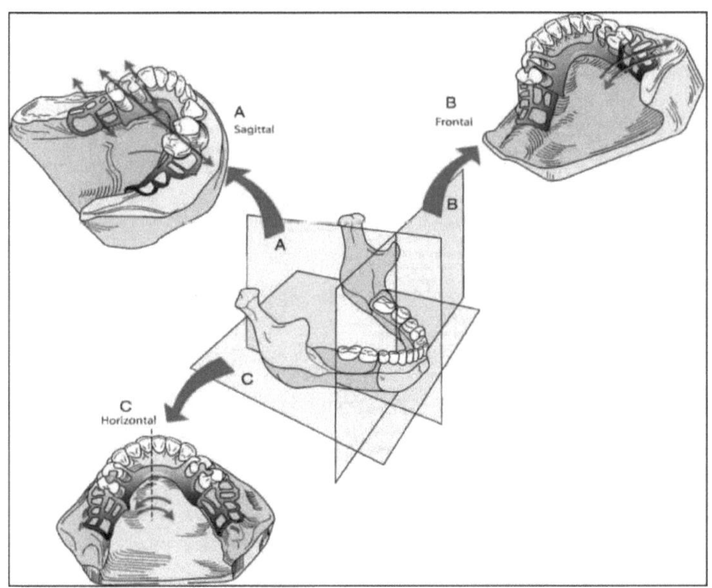

PRIMEIRA LINHA DE FULCRUM: - é a mais comum identificada e situa-se no plano horizontal que se estende por dois pilares principais, um de cada lado da arcada dentária.

<u>Classe I</u> - A linha de fulcro é aquela que passa através dos componentes rígidos dos conjuntos de retentores directos oclusais à altura do contorno no pilar mais posterior de cada lado da arcada.

<u>Classe II</u> - A linha do fulcro é sempre diagonal, passando pelo pilar do lado da extensão distal e pelo pilar mais distal do outro lado.

Se existir uma área de modificação nesse lado, o pilar adicional situado entre os dois pilares principais pode ser utilizado para suportar o retentor indireto se estiver suficientemente afastado do fulcro.

<u>**Classe III**</u> - Numa prótese parcial de classe III suportada por dentes e tecidos, a linha de fulcro é determinada considerando o pilar mais fraco como inexistente e a extremidade da base como sendo uma extensão distal.

<u>**Classe IV**</u> - A linha de fulcro passa através dos dois pilares adjacentes ao espaço desdentado único.

Este fulcro controla o movimento rotacional da prótese no plano sagital (em direção ou para longe da crista de suporte). O movimento rotacional em torno desta linha de fulcro horizontal é o de maior magnitude de todos os 3 fulcros, mas não necessariamente o mais prejudicial. A força resultante sobre os dentes pilares é normalmente mesial-apical na direção apical; as forças verticais são mais bem toleradas do que as forças horizontais/torcionais. (Este facto é comprovado pelo trabalho de Box e Synge de Toronto).

SEGUNDA LINHA DE FULCRUM - Situa-se no plano sagital e estende-se através do apoio oclusal no pilar terminal e ao longo da crista da crista residual num dos lados da arcada. Numa situação de classe I existem dois destes fulcros, um em cada lado da arcada. Este fulcro controla os movimentos de rotação da prótese no plano vertical (movimentos de balanço, ou de lado a lado, sobre a crista da crista).

O movimento, embora mais fácil de controlar do que o primeiro e geralmente não de grande magnitude, pode ser prejudicial. A direção principal da força resultante é mais próxima da horizontal e não é bem resistida pelos tecidos.

TERCEIRA LINHA DO FULCRUM - é um eixo vertical imaginário localizado na vizinhança da linha média, imediatamente lingual aos dentes anteriores. Controla o movimento de rotação da prótese no plano horizontal ou os movimentos circulares planos da prótese quando são aplicadas forças horizontais ou não verticais. Os eixos verticais de rotação mudam de posição à medida que a direção e a localização das aplicações de força mudam.

Durante a formulação de um desenho para uma prótese parcial, devem ser tidos em conta três pontos de apoio e o movimento que pode ocorrer em torno deles. Os componentes da prótese podem então ser posicionados de forma a contrariar ou evitar o máximo de rotação possível.

\-   Um dente tolera melhor as forças direccionadas verticalmente.

\-   O dente do pilar tolerará melhor as forças verticais se estas forças se acumularem o mais próximo possível do eixo horizontal de rotação do pilar.

CONSIDERAÇÕES BIOMECÂNICAS

Como Maxwell afirmou, "a observação comum indica claramente que a capacidade dos seres vivos para tolerar a força depende largamente da magnitude ou intensidade da força". É possível algum movimento da prótese numa prótese parcial removível e este movimento leva ao desenvolvimento de tensão/força. Para manter a saúde destas estruturas, o dentista deve considerar a direção, duração e frequência da aplicação da força, bem como a magnitude da força. Uma melhor compreensão dos métodos de controlo das forças nas próteses parciais removíveis pode ser alcançada através de uma breve revisão do desenvolvimento das forças.

FUNDAMENTOS DA CONCEPÇÃO DE PRÓTESES PARCIAIS:

O desenho da estrutura da prótese parcial deve ser sistematicamente desenvolvido e delineado num molde de diagnóstico preciso.

Primeiro passo: Determinar como é que a prótese parcial deve ser suportada.

A) . PRÓTESE PARCIAL TOTALMENTE SUPORTADA POR DENTES:

A localização mais ideal para as unidades de suporte (restaurações) é em assentos de descanso preparados na superfície oclusal, cingulum ou incisal do pilar adjacente a cada espaço edêntulo. O tipo de apoio e a quantidade de apoio necessária devem ser baseados na interpretação dos dados de diagnóstico recolhidos do paciente. Ao avaliar o potencial de suporte que um dente pilar pode fornecer, deve ter-se em consideração -

1) .SAÚDE PERIODONTAL:

÷ Higiene oral

÷ A qualidade do suporte alveolar de um dente pilar, uma vez que este terá de suportar maiores cargas de tensão.

2) .MORFOLOGIAS DA COROA E DA RAIZ:

÷ A morfologia da coroa deve ser favorável à colocação do plano guia e dos conectores menores. Caso contrário, pode ser modificada para facilitar a colocação dos mesmos.

÷ As características morfológicas -> dentes com raízes múltiplas e divergentes resistem melhor às tensões do que dentes com raízes fundidas e cónicas-> maior distribuição de forças através das fibras da PDL.

3) . RÁCIO COROA/RAIZ

4) .ÁREAS DE ÍNDICE DE OSSOS:

÷ As áreas de índice são as áreas de suporte alveolar que revelam a reação do osso a tensões adicionais. A reação favorável a essa tensão pode ser considerada como uma indicação da reação futura a uma carga de tensão adicional.

÷ Os dentes que foram sujeitos a uma carga anormal devido à perda de dentes adjacentes ou que resistiram a forças de inclinação para além da carga oclusal podem ser mais arriscados como dentes pilares do que aqueles que não foram chamados a suportar uma carga oclusal adicional.

÷ Outros dentes, embora não estejam atualmente a suportar uma carga extra, podem reagir favoravelmente devido à reação favorável do osso alveolar a uma carga anormal noutro local da mesma arcada: Dentes que foram sujeitos a uma carga oclusal anormal causada por migração dentária, à volta de uma prótese fixa.

Com base na resposta positiva ou negativa, o doente pode ter um "fator ósseo positivo" ou um "fator ósseo negativo".

5) . LOCALIZAÇÃO DO DENTE NA ARCADA:

Se o dente está situado individualmente, ou seja, se tem áreas edêntulas em ambos os lados ou se tem dentes mesiais a ele.

6) . RELAÇÃO DO DENTE COM OUTRAS UNIDADES DE APOIO:

÷ Comprimento do vão edêntulo.

7) . A DENTIÇÃO OPOSTA:

÷ A partir dos custos de diagnóstico montados, o dentista deve decidir se é melhor aceitar e manter a oclusão existente ou tentar melhorá-la através do ajuste oclusal e da restauração das superfícies oclusais. A prótese só pode complementar a oclusão que existe no momento em que a prótese é construída.

÷ Deve ser tomada uma decisão quanto à aceitação ou rejeição da dimensão vertical existente.

÷ Se for indicado um ajuste oclusal, a análise das cúspides deve sempre preceder qualquer procedimento de correção na boca através de trituração selectiva.

÷ Se a reconstrução for o meio de correção, a forma e a sequência devem ser delineadas como parte do plano de tratamento global.

B) . PRÓTESE PARCIAL SUPORTADA POR DENTES E TECIDOS :

÷ As mesmas considerações são válidas para o dente pilar na prótese parcial de extensão distal.

÷ Um apoio equitativo deve provir das zonas de crista edêntula. Ao avaliar o apoio potencial disponível a partir das zonas de cristas edêntulas, devem ser tidos em consideração :-

1) . QUALIDADE DA CRISTA RESIDUAL :

÷ O rebordo residual ideal para suportar uma base de prótese consistiria em osso cortical cobrindo osso esponjoso relativamente denso, uma crista larga e plana com declives verticais elevados e seria coberto por tecido conjuntivo fibroso firme e denso. Uma crista residual deste tipo suportaria de forma óptima as tensões verticais e horizontais colocadas pelas bases de prótese.

÷ Os tecidos facilmente deslocáveis não suportam adequadamente a base da prótese.

÷ Os tecidos que estão interpostos entre um rebordo residual ósseo e afiado e uma base de prótese não permanecerão saudáveis.

÷ A crista do rebordo ósseo residual mandibular é, na maioria das vezes, esponjosa e as pressões exercidas sobre os tecidos que se encontram sobre a crista resultam na inflamação desses tecidos.

÷ A região da prateleira vestibular parece ser mais adequada para o papel primário de suporte de tensão.

÷ Os declives da crista residual tornam-se a principal área de suporte de tensões para resistir às forças verticais.

÷ A crista imediata do osso do rebordo residual maxilar pode ser constituída principalmente por osso esponjoso.

÷ Os tecidos orais que cobrem o osso alveolar residual maxilar são normalmente de natureza firme e densa ou podem ser preparados cirurgicamente para suportar uma base de prótese.

÷ Apesar dos procedimentos de moldagem, a área da crista do rebordo residual tornar-se-á a principal área de tensão para as forças dirigidas verticalmente. Pode obter-se alguma resistência a estas forças através das vertentes vestibular e lingual imediatas do rebordo.

÷ Os tecidos palatinos facilmente compressíveis não podem ser considerados para suportar o stress primário. Os tecidos que cobrem a crista do rebordo residual maxilar devem ser menos deslocáveis do que os tecidos que cobrem as áreas palatinas, ou o alívio dos tecidos palatinos deve ser providenciado quer nas bases da prótese quer nos conectores palatinos principais.

2) . EXTENSÃO DA COBERTURA DA CRISTA RESIDUAL PELA BASE DA PRÓTESE:

÷ Maior cobertura, maior distribuição da carga. O resultado é uma menor carga por unidade de superfície.

÷ A base da prótese deve cobrir o máximo possível do rebordo residual e estender-se o máximo possível dentro da tolerância fisiológica das estruturas ou tecidos limitadores do rebordo.

÷ O conhecimento destes tecidos fronteiriços e da estrutura que influencia o seu movimento é fundamental para o desenvolvimento de bases de prótese de cobertura alargada.

÷ Numa série de experiências, Kaires demonstrou que "a cobertura máxima das áreas de suporte da prótese com bases de prótese grandes e largas é da maior importância para suportar tensões verticais e horizontais".

÷ Extensões posteriores - Uma extensão do selim sobre a almofada Rm, onde a direção muda de horizontal para mais quase vertical, ajuda a prevenir movimentos posteriores do selim como resultado da ação do plano inclinado das cúspides em movimento protrusivo. Na parte superior, uma extensão atrás de uma tuberosidade bem desenvolvida ajuda a evitar um movimento para a frente da sela.

3) . TIPO DE REGISTO DE IMPRESSÕES.

÷ Pode dizer-se que o rebordo residual tem duas formas: anatómica e funcional.

÷ Forma anatómica: é o contorno da superfície do rebordo quando não está a suportar uma carga oclusal. É a forma de repouso registada pelo material de impressão macio, por exemplo: gesso de Paris ou pasta de impressão de óxido metálico, se toda a moldeira for uniformemente aliviada. Dependendo da viscosidade, também pode ser registada por materiais de moldagem de borracha de mercaptano, silicone e hidrocolóides.

A distorção e a deslocação dos tecidos por pressão podem resultar do confinamento do material, da viscosidade ou da espessura insuficiente do material de moldagem. Mas nenhuma destas situações é fisiológica.

÷ Impressão funcional - Concebida por McLean e outros, regista o tecido que suporta uma base de prótese parcial de extensão distal na sua forma funcional, ou estado de suporte, e relaciona-os com o resto da arcada através de uma impressão secundária.

÷ Técnica:

i)   McLean: - moldagem de áreas edêntulas em vulcanite ou base de dentadura com aros de oclusão em plástico de modelagem, registada sob força de mordida e relacionada com o resto da arcada com moldagem de hidrocolóide.

ii)   Variação: - prever batentes de plástico de modelação contra a parte inferior da moldeira de hidrocoloide para a colocação dos dedos na impressão original.

iii)   Método de Hindel: - carregar com os dedos a impressão anatómica através de um orifício na moldeira de hidrocolóide.

÷ Se for utilizada uma forma de cumeeira estática, deve ser considerado no projeto um dispositivo mecânico de proteção contra tensões excessivas na extremidade distante da cumeeira residual.

4) . PRECISÃO DA BASE DA PRÓTESE:

÷ O suporte da base de extensão distal é melhorado pela intimidade do contacto entre a superfície do tecido da base e os tecidos que cobrem o rebordo residual. A superfície do tecido da base da prótese deve representar de forma óptima um verdadeiro negativo das regiões do assento basal do molde mestre.

÷ A base da prótese deve estar relacionada com a estrutura da prótese parcial da mesma forma que os tecidos do assento basal estavam relacionados com os dentes pilares quando a impressão foi efectuada.

÷ De importância secundária para a base da prótese parcial de extensão distal são a estética, a estimulação dos tecidos subjacentes e a limpeza oral.

5) . CONCEPÇÃO DA ESTRUTURA DA PRÓTESE PARCIAL.

÷ Algum movimento de rotação de uma base de extensão distal em torno de retentores directos colocados posteriormente é inevitável sob carga funcional. O grau em que os dentes pilares são sujeitos a forças de rotação resultantes da função mastigatória está diretamente relacionado com a posição e resistência do bolo alimentar.

÷ O maior movimento ocorre na parte mais posterior da base da prótese (almofada retromolar / tuberosidade).

÷ À medida que o eixo de rotação (linha de fulcro) da prótese é deslocado anteriormente, mais do rebordo residual é utilizado para suportar a base da prótese, distribuindo assim as tensões por uma área proporcionalmente maior, como demonstrado por Steffer e Kratochvil.

÷ Em muitos casos, os apoios oclusais podem ser deslocados anteriormente para melhor utilizar a crista residual como suporte sem comprometer o suporte vertical ou horizontal da prótese pelos apoios oclusais e planos de orientação.

6) . CARGA OCLUSAL TOTAL APLICADA:

÷ A carga oclusal total aplicada é influenciada pelo número de dentes fornecidos, a largura da sua eficiência oclusal.

÷ Kaires realizou uma investigação em condições laboratoriais e concluiu que "a redução do tamanho da mesa oclusal reduz as forças verticais e horizontais que actuam sobre as próteses parciais e diminui a tensão sobre os dentes pilares e os tecidos de suporte".

Segunda etapa: Para ligar as unidades de suporte de dentes e tecidos.

÷ Esta ligação é facilitada pela conceção e localização dos conectores principais e secundários em conformidade com os princípios e conceitos básicos.

÷ Os conectores principais devem ser rígidos para que as forças aplicadas a qualquer parte da prótese possam ser efetivamente distribuídas pelas estruturas de suporte.

÷ Os conectores menores que surgem dos conectores maiores permitem transferir o stress funcional para cada dente pilar através da sua ligação ao apoio correspondente e também transferir o efeito dos retentores, apoios e componentes estabilizadores para o resto da prótese e para toda a arcada da prótese.

Terceira etapa: Determinar como é que a prótese parcial deve ser retida.

÷ A retenção deve ser suficiente para resistir a forças de deslocação razoáveis.

÷ A retenção é efectuada através da colocação de elementos de retenção mecânicos (grampos) nos dentes pilares e da relação íntima das bases da prótese e dos conectores principais (maxilares) com os tecidos subjacentes.

÷ A chave para selecionar um design de fecho bem sucedido para qualquer situação é escolher um que:-

1) Evitar a transmissão direta de forças de inclinação ou de torção ao pilar.

2) Acomodar os princípios básicos do desenho do fecho através da localização definitiva dos componentes corretamente posicionados nas superfícies dos dentes do pilar.

3) Proporcionar retenção contra forças de deslocação razoáveis.

4) Ser compatível com a localização do corte inferior, o contorno do tecido e os desejos estéticos do doente.

÷ A localização do rebaixo pode ser modificada recontornando ou restaurando o dente do pilar para acomodar um desenho de fecho mais adequado para satisfazer os critérios de seleção do fecho.

÷ Se indicado, a conceção deve também incluir a previsão de uma retenção indireta adequada que funcionará para contrariar qualquer elevação de uma base de extensão distal para longe dos tecidos de suporte.

Os componentes da prótese parcial que impedem o movimento em torno das linhas de fulcro são chamados retentores indiretos. Estes componentes devem ser colocados o mais longe possível da base da extensão distal, proporcionando a melhor vantagem de alavancagem possível contra a elevação da base da extensão distal.

: Retenção indireta: A resistência à deslocação ântero-posterior pode também ser efectuada na extremidade da sela, afastando-a, ou seja, na direção do movimento. Podem também ser utilizados braços de grampo que circundam a convexidade m-d de um ou mais dentes ou os componentes mais utilizados como grampos contínuos, onlays e ganchos de embrasure. No outro extremo, quando apenas o suporte da mucosa está disponível, será necessária uma resistência extra através da fixação dos dentes. Não há problema quando os pré-molares estão presentes. Quando estão presentes caninos de superfície plana, os ganchos de embrasure ou os apoios são a solução.

Quarto passo: Ligar as unidades de retenção às unidades de suporte.

÷ Para que os retentores directos e indirectos funcionem como previsto, cada um deve estar rigidamente ligado ao conetor principal.

÷ Os critérios de seleção, localização e conceção são os mesmos que os indicados para a ligação dos órgãos de apoio.

Quinto passo: Contornar e unir a área edêntula aos componentes de design já estabelecidos.

A). BASE DE PRÓTESE PARCIAL SUPORTADA POR DENTES :

÷ Abrange a distância entre dois pilares que suportam superfícies oclusais artificiais.

÷ Servem para evitar a migração horizontal dos dentes da mesma arcada e a migração vertical dos dentes da arcada oposta.

÷ As preocupações estéticas dependem do facto de os dentes anteriores ou posteriores estarem a ser substituídos.

÷ As outras considerações de conceção são

i)   Limpeza

ii) Estimulação dos tecidos subjacentes.

LEVANTAMENTO E CONCEPÇÃO

PESQUISADOR DE ELENCO

O topógrafo é essencialmente um medidor de paralelismo, um instrumento utilizado para determinar o paralelismo relativo ou as superfícies dos dentes ou outras áreas num molde dos maxilares.

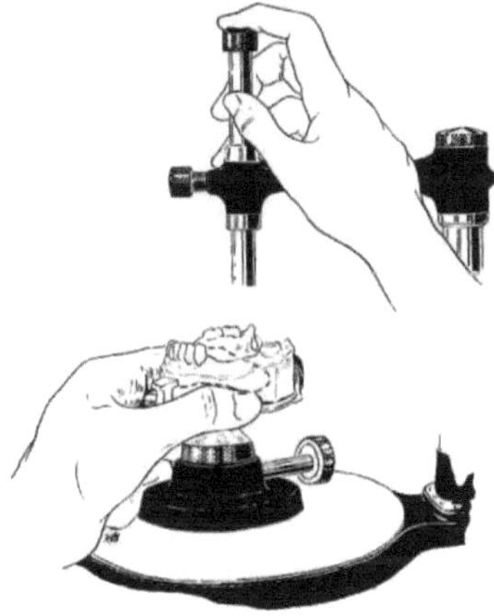

AGRIMENSOR E TOPOGRAFIA

Pensa-se que o Dr. A.J. Fortunati foi a primeira pessoa a empregar um dispositivo mecânico para determinar o paralelismo relativo das superfícies dentárias. O primeiro dispositivo deste tipo a ser produzido comercialmente, o instrumento Ney, foi disponibilizado em 1923; continua a ser o topógrafo mais utilizado na área dentária. O aparelho de Wills, de Jelenko, é o segundo mais utilizado.

Os topógrafos podem variar um pouco quanto à construção, mas a maioria tem as seguintes partes:

1. Uma plataforma nivelada, paralela ao tampo da bancada, sobre a qual se move o suporte do molde.

2. Um braço vertical que suporta a superestrutura.

3. Braço horizontal que se estende em ângulo reto a partir da coluna vertical, da qual se estende a outra parte da superestrutura, o braço de topografia. No instrumento Ney, o braço horizontal é fixo, ao passo que no instrumento Wills pode girar

horizontalmente em torno da coluna vertical.

4. Um braço de topografia que desce verticalmente a partir do braço horizontal. O braço de levantamento é capaz de se mover na direção vertical. No agrimensor Wills, o braço de agrimensura é acionado por uma mola.

5. Um suporte de molde, ou mesa de levantamento, ao qual é fixado o molde a ser estudado. A mesa, equipada com um grampo para fixar o molde no lugar, é montada na junta esférica que permite que o molde seja orientado em vários locais horizontais, de modo a que as superfícies axiais dos dentes, bem como outras áreas do molde, possam ser analisadas em relação ao plano vertical.

6. Uma vara de análise ou ferramenta de paralelismo. Esta ferramenta toca a superfície convexa do objeto em estudo da mesma forma que uma tangente toca uma curva. Desta forma, é possível determinar o paralelismo de uma superfície em relação a outra.

7. Ferramentas adicionais que podem ser acopladas ao braço de levantamento vertical e utilizadas em conjunto com o topógrafo

a. Calibradores de rebaixamento: Estes calibres são utilizados para identificar a quantidade específica e a localização do rebaixo retentivo desejado na superfície do dente do pilar.

b. Faca de cera: Este instrumento é utilizado nas fases finais da construção de próteses parciais amovíveis para eliminar ou bloquear áreas de cortes inferiores indesejáveis com cera no molde antes de a estrutura ser feita.

c. Marcador de carbono: O marcador pode ser utilizado para traçar a linha de levantamento e para delinear uma área de corte inferior do tecido mole ou da crista

UTILIZAÇÕES:

> Levantamento do molde de diagnóstico

O molde de diagnóstico deve ser analisado antes de se poder formular o plano de tratamento para o paciente. Por exemplo, o paralelismo relativo dos dentes pilares deve ser analisado para saber se é necessário modificar as superfícies dos dentes, quer através do contorno das superfícies do esmalte, quer através da colocação de uma restauração. Os contornos dos tecidos moles também devem ser estudados para determinar o efeito que podem ter na prótese parcial que está a ser planeada. Os cortes inferiores nas áreas dos tecidos moles podem exigir a remoção cirúrgica antes de a prótese ser colocada na boca.

A posição do molde que está a ser estudado pode ser alterada na mesa de observação para permitir ao desenhador analisar o efeito que esta alteração da inclinação terá no paralelismo relativo das estruturas. Assim, se a parte anterior do molde for baixada, diz-se que o molde tem uma inclinação anterior, se a parte posterior for baixada, o molde tem uma inclinação posterior, se o lado direito for baixado, visto de trás, o molde tem uma inclinação direita e se o lado esquerdo for baixado, uma inclinação esquerda.

A sondadora também é utilizada para traçar a linha de sondagem nos dentes, depois de ter sido determinada a inclinação final do molde. O significado da linha de sondagem é que todos os componentes rígidos da prótese parcial devem ser mantidos oclusais em relação a ela. Normalmente, apenas o terço terminal do braço do fecho de retenção é colocado na gengiva em relação à linha de referência.

A linha de sondagem divide o dente em área supra e infra-oblíqua. A área oclusal à linha de sondagem é a área supra bulge e a área gengival à linha de sondagem é a área infra bulge.

De acordo com "Blatterfein", as linhas de inquérito podem ser divididas em

i. Linha de inquérito elevada

ii. Linha de inquérito média

iii. Linha de inquérito baixa

iv. Linha de levantamento diagonal

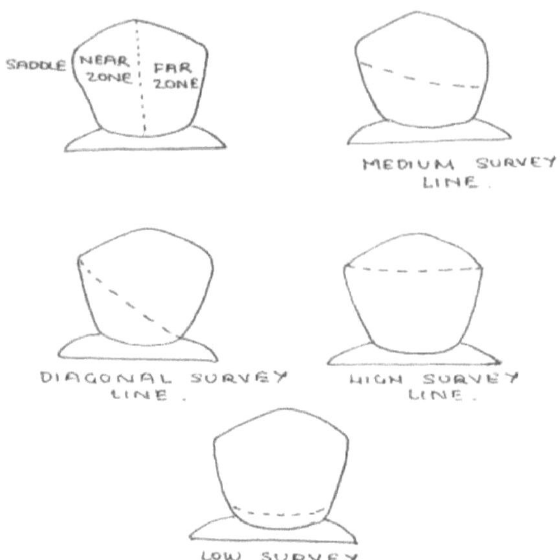

i.   **Linha de Sondagem** Alta: A linha de sondagem alta encontra-se perto da superfície oclusal de um dente, sendo frequentemente paralela à margem gengival. Resulta de uma inclinação anormal do dente e é frequentemente encontrada nas superfícies linguais dos dentes inferiores e nas superfícies vestibulares dos dentes superiores. Se resultar uma linha de sondagem alta, um fio forjado é o fecho de escolha num desenho de fecho de aproximação oclusal. Este braço é trazido imediatamente abaixo da linha de sondagem e a maior parte do seu comprimento fica encaixada no rebaixo. No entanto, o braço de suporte deve ser rígido. Outros braços de fecho que podem ser utilizados incluem o fecho de ação inversa e o fecho de anel.

Fecho de ação dorsal - a parte do braço que se encontra na superfície não cortada está acima da linha de referência e é rígida devido à sua espessura. A parte em contacto com a superfície proximal tem uma posição variável, estando dentro ou fora do corte inferior. O braço afunila gradualmente em direção à parte terminal que contacta com a terceira superfície e é resiliente, situando-se abaixo da linha de referência ao longo de todo o seu comprimento. A fixação à prótese pode ser feita através de uma escora, que está ligada à extremidade mais grossa do braço.

Fecho em anel - O fecho em anel é muito semelhante ao fecho de ação dorsal.

Envolve completamente o dente, terminando na zona próxima da superfície de corte inferior.

ii. **Linha de sondagem média:** A linha de sondagem média está situada ao longo do centro do dente e apresenta uma ligeira inclinação oclusogengival da zona próxima para a zona distante. Esta classe de linha de sondagem indica frequentemente a utilização de um braço que se aproxima oclusalmente, por vezes descrito como braço circunferencial. Dependendo do efeito de contraventamento necessário, esta pode ser feita de cobalto-crómio, ouro fundido ou fio de ouro forjado. Num dente com uma linha de sondagem média, pode ser utilizado um braço de aproximação ginigval. As várias formas de fechos de barra são apropriadas, dependendo o comprimento da barra utilizada da resiliência requerida no braço. Se se pretender engatar um maior grau de rebaixamento, é necessária uma maior resistência e o comprimento da barra é aumentado.

iii. **Linha de Sondagem Baixa:** A Linha de Sondagem Baixa está situada perto e paralela à margem gengival. Ocorre frequentemente como resultado de uma inclinação acentuada do dente e também pode ocorrer em dentes de forma cónica. Uma superfície dentária com uma linha de sondagem baixa não pode suportar um braço de fecho retentivo. Em primeiro lugar, não existe um corte inferior suficiente para ser eficaz na retenção da prótese e, em segundo lugar, um braço de fecho colocado num tal corte inferior estará situado perigosamente perto da margem gengival. Existem dois perigos em colocar o braço demasiado perto da margem gengival. Primeiro, se o braço for espesso, é provável que exista uma área de não auto-limpeza imediatamente adjacente à margem gengival. Em segundo lugar, se tiver havido recessão gengival ou se tiver sido efectuada uma gengivectomia, é necessário manter o braço do fecho bem acima da junção cemento-esmalte, porque o cemento é suscetível de cárie.

Tipos de fecho:

Clasp de Devan: O clasp de Devan faz uso de rebaixos proximais e tem uma pequena cabeça que se apoia no dente inteiramente abaixo da linha de sondagem. O fecho de

Devan deve ser reciprocado por uma escora lingual ou palatina, que contacta o dente na junção das suas superfícies lingual ou palatina e proximal. O fecho de Devan dá pouco efeito de contraventamento e devem ser usados outros meios, como uma preparação de assento de descanso quadrado profundo.

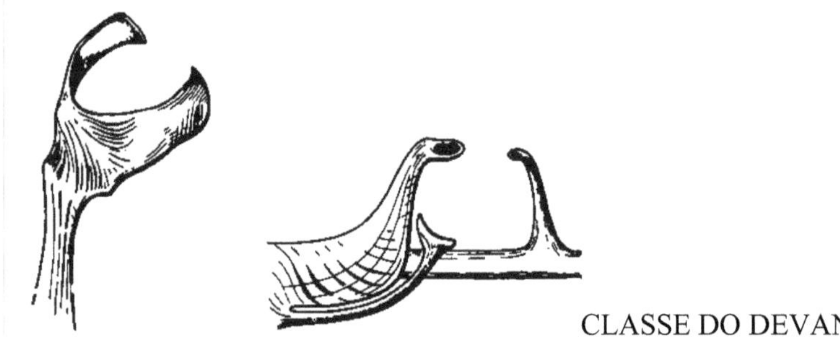

CLASSE DO DEVAN

Braço de fecho alargado: O braço de fecho alargado é semelhante ao braço circunferencial fundido, mas cobre dois dentes. Permanece acima da linha de sondagem do primeiro dente, que neste caso é baixa, e cruza para o rebaixo do dente adjacente. Este tipo de fecho tem uma ação de esplintagem e distribui a carga lateral por dois dentes.

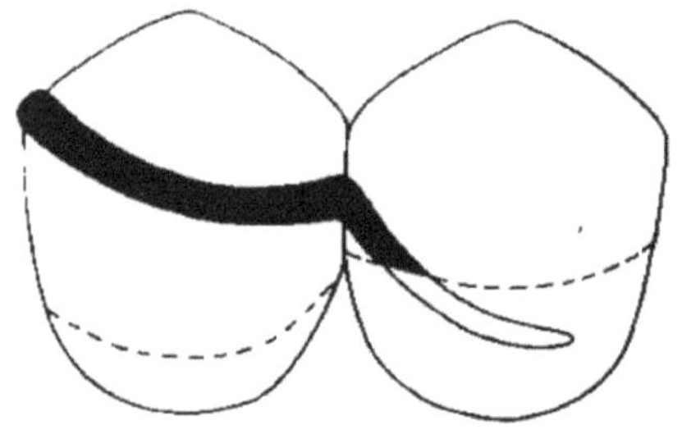

BRAÇO DE FECHO ALARGADO

Coroar o dente: Quando os dentes pilares têm todos uma forma cónica, pode ser necessário coroá-los, desenvolvendo ao mesmo tempo as desejáveis superfícies de rebaixamento.

iv. **Linha de sondagem diagonal:** A linha de sondagem diagonal viaja diagonalmente desde a superfície oclusal, na zona próxima, até à gengiva, na zona distante. Se for preferível um braço de aproximação oclusal, podem ser utilizados dois tipos de fecho. No primeiro, a parte rígida do braço do fecho atravessa da zona próxima para a zona distante, acima da linha de sondagem, e varre à volta para regressar ao rebaixo da zona próxima. Uma desvantagem deste fecho é que não tem aplicação quando a coroa clínica é curta, uma vez que não existe espaço suficiente para acomodar o braço do fecho. Uma vez que a linha de sondagem diagonal se encontra frequentemente nas superfícies vestibulares ou labiais dos dentes que são mostrados a sorrir, o braço duplo visível pode constituir uma séria desvantagem.

A segunda abordagem ao rebaixo é efectuada por um braço de fecho que circunda o dente em três superfícies. Primeiro, transfere a superfície oposta do dente e, em seguida, corre no embrasure e, finalmente, atravessa a superfície da zona distante para a zona próxima.

Quando a linha de referência é uma combinação de diagonal e alta, o fecho de anel é sempre preferível ao braço de fecho circunferencial.

Quando se prefere uma abordagem gengival, os fechos de barra em L ou T são úteis, tendo geralmente uma vantagem estética sobre os tipos de abordagem oclusal.

Tripoding do elenco

Depois de selecionada a inclinação final do molde, esta deve ser registada para que o molde possa ser posteriormente reposicionado com precisão. Este procedimento é designado por tripoding.

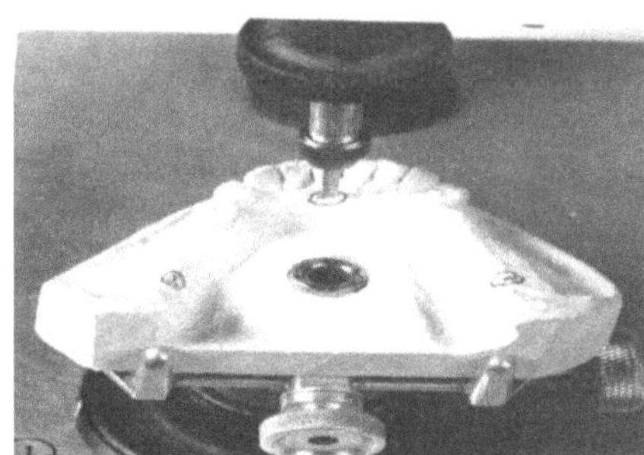

TRIPODING DO ELENCO

O método mais simples consiste em colocar três marcas em cruz na porção de tecido do molde lingual aos dentes restantes. A ponta do marcador de carbono deve ser cortada num ângulo de 45 graus. Este ângulo evita a duplicação desnecessária de marcas pela ponta do marcador (normalmente todas as marcas ou linhas feitas pelo marcador de carbono são feitas pelo lado do marcador e não pela ponta).

Padrão de cera de contorno

A altura do contorno do padrão de cera também pode ser ajustada para a posição mais desejável para a colocação dos braços de retenção e de fecho recíproco.

Coroas de contorno e restaurações de gesso:

A forma de um padrão de cera para uma restauração fundida é normalmente alterada até certo ponto durante os procedimentos de fundição e acabamento. É essencial que os contornos planeados no padrão de cera sejam devolvidos à coroa ou restauração concluída e é efectuado através de um suporte de peça de mão ligado ao braço vertical do topógrafo, e uma peça de mão reta segurando uma pedra cilíndrica montada em movimento real ligada ao suporte.

Colocação de fixações e apoios internos

O topógrafo é utilizado para posicionar os retentores intracoronários, ou acessórios internos no padrão de coroa de cera nos dentes pilares, à medida que os padrões estão a ser formados.

As pousadas internas, pousadas oclusais exageradas com paredes verticais e pisos planos, podem ser criadas utilizando a sonda como uma forma de prensa de perfuração. Uma peça de mão é fixada ao braço vertical da sonda por meio do suporte da peça de mão. Com brocas apropriadas na peça de mão, os apoios internos podem ser maquinados nos padrões de cera para coroas nos dentes pilares.

Levantamento do elenco mestre

O molde principal para a prótese parcial removível é feito após a conclusão da preparação da boca que foi indicada a partir do desenho efectuado no molde de diagnóstico. Com o molde mestre montado na mesa de observação na mesma inclinação em que o molde de diagnóstico foi desenhado, o dentista verifica o paralelismo dos planos de orientação, a altura do contorno e os cortes inferiores de retenção.

Considerações importantes na utilização do Dental Surveyor

A inclinação pode ser alterada para atingir objectivos específicos, mas devem ser evitadas inclinações exageradas (mais de 10 graus em relação à horizontal).

Caminho de inserção

A inclinação do molde na sonda é contemplada para determinar o ângulo em que a prótese parcial assentará sobre os dentes restantes e quaisquer outras obstruções que possam estar presentes. Este ângulo que a prótese toma quando vai para o lugar é referido como a trajetória de inserção ou a trajetória de retirada da prótese.

O fator mais influente para determinar se uma prótese parcial terá uma ou mais trajetórias de inserção é se o espaço ou espaços edêntulos são delimitados por dentes ou se são do tipo extensão distal. Se o espaço edêntulo for delimitado por um dente e se tiverem sido criados planos de orientação nas superfícies proximais de todos os dentes pilares, a prótese terá uma única via de inserção, porque não pode mover-se em nenhuma outra direção que não seja ao longo dos planos de orientação criados.

Se a prótese for do tipo de extensão distal única com um espaço delimitado por um dente no lado oposto da arcada, o caminho de inserção será determinado pelo espaço de modificação.

As próteses parciais de Classe I apresentam várias vias de inserção

Se a prótese parcial tiver um espaço edêntulo anterior, terá normalmente uma única via de inserção.

O componente da prótese que governa o caminho de inserção é o conetor menor que une os grampos ao conetor maior. O conetor menor é normalmente a única parte da prótese que entra em contacto com os planos de orientação nos dentes; deve estar em contacto contínuo com os locais de orientação durante os processos de colocação e remoção da prótese parcial.

Factores que influenciam a via de inserção

Antes de selecionar a via de inserção, devem ser considerados os quatro factores seguintes: rebaixos retentivos, interferências, estética e planos de orientação.

Rebaixos retentivos

A primeira regra imutável a ter em conta quando se analisam moldes de diagnóstico para próteses parciais removíveis é que devem estar presentes rebaixos retentivos nos dentes pilares na inclinação horizontal.

Se não existirem rebaixos retentivos, estes devem ser criados. O método mais óbvio é a utilização de uma coroa total, normalmente uma coroa de ouro total ou uma coroa de faceta total de porcelana ligada a metal.

Idealmente, os dentes pilares propostos devem ter um rebaixo de 0,010 polegadas na localização mais desejada, seja no ângulo da linha distobucal ou mesiobucal e no terço gengival da coroa clínica do dente.

O rebaixo de 0,010 polegadas é desejado quando a liga de cromo fundido é usada para a estrutura. Pode ser necessário um pouco mais de rebaixo se os dentes pilares forem molares ou caninos grandes ou se for usado ouro em vez de cromo. Se for planeado um fecho combinado de arame forjado (calibre 18), é necessário um rebaixo retentivo de 0,020 polegadas devido à maior flexibilidade do arame forjado.

A inclinação é normalmente alterada para baixar a altura do contorno num dente pilar, de modo a que um fecho, ou um recíproco retentivo, possa ser posicionado não mais oclusal do que a junção da gengiva e do terço médio do dente.

Interferências

> Interferências na mandíbula

Os tecidos linguais dos restantes dentes que serão atravessados pelo conetor principal durante a inserção causam frequentemente problemas. Um dos maiores erros no planeamento do tratamento é tentar posicionar o conetor principal para evitar um tórus lingual, especialmente se uma barra lingual for planeada como conetor principal, se o tórus for de qualquer tamanho, é quase impossível evitá-lo, exceto fornecendo tanto espaço de alívio entre a barra e o osso que a função dos tecidos do pavimento da boca ou as actividades da língua são interferidas. A espessura da barra lingual também pode ser comprometida, resultando num conetor principal não rígido que é prejudicial para os dentes remanescentes. A cirurgia deve ser seriamente considerada em casos de tori lingual.

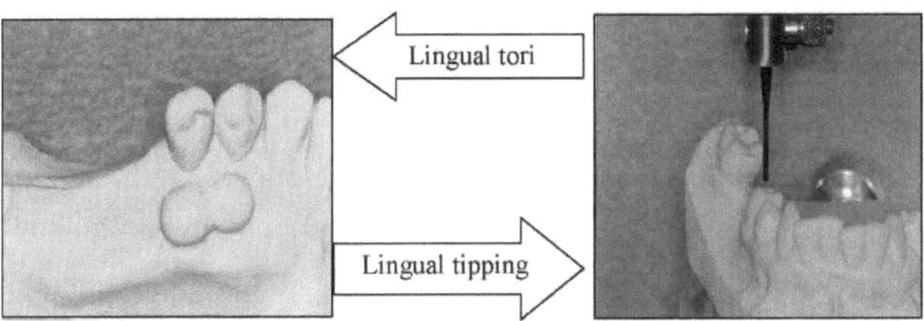

Uma resposta a este problema seria planear um conetor principal de barra labial em vez do conetor lingual. No entanto, a experiência tem demonstrado que a barra labial não é bem aceite pelos pacientes devido ao volume de metal necessário para manter a rigidez. O volume provoca um encanamento desconfortável e pouco atrativo do lábio inferior. Apenas em raras ocasiões deve ser selecionada uma barra labial como conetor principal.

Outra área da mandíbula que causa frequentemente interferência no trajeto de inserção é a área lingual da almofada em forma de pera. Uma inclinação lateral do molde na mesa de observação pode ajudar a eliminar alguns, se não todos, os rebaixos unilaterais nesta área. Felizmente, a porção da prótese parcial que normalmente tem de encaixar num corte inferior desta natureza é a base da prótese. A resina acrílica pode ser aliviada para evitar a interferência muito mais facilmente do que um componente metálico.

Ao aliviar a base da dentadura, será sacrificada alguma resistência ao movimento lateral da prótese, mas este pode ainda ser o método de escolha para evitar a interferência.

Não são invulgares as exostoses ósseas ou os cortes ósseos simples no rebordo alveolar da mandíbula, na zona vestibular dos dentes pré-molares e caninos. Estes interferem com a base da prótese, se faltarem os dentes, ou podem interferir com o posicionamento do braço de aproximação de um fecho de projeção vertical. Se os dentes estiverem ausentes e a inclinação lateral do molde na mesa de observação não conseguir produzir um caminho de inserção que evite estes rebaixos, deve ser considerado o recontorno cirúrgico do rebordo edêntulo. Se os rebaixos interferirem com o posicionamento de um braço de aproximação de um fecho, a utilização desse tipo de fecho será contra-indicada. Por exemplo, o braço de aproximação de um fecho de projeção vertical não pode atravessar o rebaixo do tecido mole porque produziria uma armadilha alimentar que é inaceitável para a maioria dos pacientes.

>Interferências   no maxilar

Uma das principais fontes de interferência na maxila é um torus palatinus. O toro interfere com a colocação do conetor principal. Normalmente, o desenho do conetor principal tem de ser alterado para evitar o toro; se tal não for possível, tem de ser efectuada uma intervenção cirúrgica.

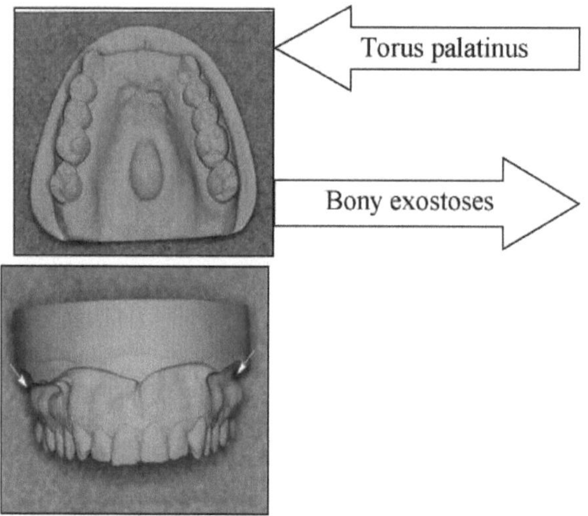

É frequente encontrar exostoses ósseas ou cortes inferiores a nível bucal na crista edêntula posterior. A sua remoção cirúrgica não é um procedimento complicado e deve ser efectuada para proporcionar um melhor suporte para a base da prótese.

Assim como os dentes com inclinação lingual são um problema na mandíbula, os dentes com inclinação vestibular, ou facial, são uma fonte de interferência na arcada maxilar. Como resultado da inclinação vestibular, a altura do contorno da superfície facial desses dentes fica muito próxima da superfície oclusal. Isso dificulta o posicionamento dos braçadeiras vestibulares por razões estéticas e mecânicas. Estas forças são muito mais prejudiciais do que as que ocorrem mais perto do centro do dente.

A inclinação para vestibular também pode fazer com que toda a área gengival do dente fique num corte inferior quando vista de uma direção vertical ou oclusal. Esta situação contra-indicaria a utilização de um fecho de projeção vertical, uma vez que o braço de aproximação deste fecho tem de entrar em contacto com a mucosa.

Se esses dentes inclinados para vestibular estiverem localizados em apenas um lado da arcada, a inclinação da mesa de levantamento para longe dos dentes pode diminuir a altura do contorno o suficiente para permitir que os grampos sejam localizados numa posição quase ideal. Se estes dentes inclinados estiverem localizados em ambos os lados da arcada, a alteração da inclinação do molde não terá qualquer efeito útil. Se a inclinação não for demasiado grave, pode tentar-se contornar as superfícies de esmalte para baixar a linha de sondagem. Contudo, na maioria das vezes, serão necessárias restaurações de coroa total para produzir uma altura de contorno que satisfaça o requisito de colocação do fecho.

Uma crista edêntula anterior no maxilar apresenta frequentemente uma situação de rebaixamento, por vezes grave. A maioria destes rebaixos pode ser controlada dando ao molde uma ligeira inclinação posterior. Esta inclinação posterior não só ajuda a reduzir o rebaixo, como também pode colocar os dentes artificiais anteriores numa posição mais natural. Este rebaixo anterior também pode ser controlado, por vezes, modificando ou mesmo eliminando a aba anterior da base da prótese e colocando os dentes de substituição diretamente contra a crista edêntula. Isto pode produzir um excelente resultado estético.

Estética

>   Para obter uma estética óptima:

1.   O metal, geralmente sob a forma de braços de fecho, deve ser ocultado tanto quanto possível sem comprometer o apoio e a estabilidade necessários da prótese e

2.   Os dentes anteriores artificiais devem ser colocados na posição mais natural possível.

Para satisfazer o primeiro requisito de evitar a exibição desnecessária de metal, a inclinação da mesa de sondagem deve ser tal que as linhas de sondagem nos dentes que serão visíveis estejam tão próximas da margem gengival quanto for compatível com a manutenção da saúde periodontal. A posição ideal dos grampos de retenção é no terço gengival da coroa clínica.

O segundo requisito para obter uma estética óptima é colocar os dentes anteriores artificiais na posição mais natural possível.

Quando os dentes anteriores perdidos não são substituídos imediatamente, o espaço remanescente é frequentemente inferior ao espaço ocupado pelos dentes em falta, devido ao desvio mesial dos dentes remanescentes.

O topógrafo deve ser utilizado para determinar se o contorno, ou o desbaste, das superfícies proximais dos dentes que confinam com o espaço ou espaços pode ser efectuado não só para restaurar a dimensão mesiodistal original do dente em falta.

Aviões de orientação

Os planos de orientação são formados a partir das superfícies proximais ou axiais dos dentes e são contactados pelos conectores menores ou outros elementos rígidos da prótese parcial. Quando a prótese está completamente encaixada na boca, os planos de orientação, em contacto íntimo com os conectores menores, ajudam a estabilizá-la contra as forças laterais. Também ajudam a proteger os dentes enfraquecidos de forças laterais potencialmente destrutivas.

Dos quatro factores considerados na determinação da inclinação final do molde sobre a mesa topográfica, ou da trajetória de inserção, o desenvolvimento dos planos de orientação é o que pode ser mais facilmente comprometido

FILOSOFIA DA CONCEPÇÃO

Para a arcada da Classe III, o desenho é geralmente simples. Como a prótese será suportada por todos os dentes, pode ser utilizada uma única impressão para registar os dentes e os tecidos moles. O desafio na conceção reside, portanto, principalmente nas arcadas das Classes I e II e, em certa medida, na arcada da Classe IV.

Existem três abordagens básicas e subjacentes para distribuir as forças que actuam sobre uma prótese parcial entre os tecidos moles e os dentes:

1. Equalização de tensões

2. Base fisiológica

3. Ampla distribuição de tensões

Equalização do stress

Esta escola de pensamento acredita que a ligação rígida entre as bases da prótese e o retentor direto nos dentes pilares é prejudicial e que é essencial algum tipo de diretor de tensão ou equalizador de tensão para proteger os dentes pilares vulneráveis.

As mais utilizadas são compostas por um dispositivo de articulação interposto entre o conetor menor do dente pilar e a base da prótese.

O diretor de tensão elimina a tensão de inclinação sobre o dente, evitando assim a reabsorção óssea sobre o dente.

> Desvantagens

O diretor de tensão é comparativamente frágil e a sua construção é complexa e dispendiosa. Requer manutenção constante e pode ser difícil ou impossível de reparar.

Base fisiológica

Esta filosofia de desenho concorda, em parte, com a primeira escola sobre a relativa falta de movimento dos dentes pilares na direção apical, mas nega a necessidade de usar directores de tensão para igualar a disparidade de movimento vertical entre o dente e a mucosa. A crença é que a equalização pode ser melhor e mais simplesmente realizada por alguma forma de base fisiológica, ou revestimento, da base da prótese. A base fisiológica é produzida através da deslocação ou depressão da mucosa da crista durante o procedimento de moldagem ou através do revestimento da base da prótese depois de esta ter sido construída.

A sensação deste grupo é que, se o tecido for registado na sua forma funcional quando as forças oclusais se exercem sobre a prótese, a base da prótese, formada sobre o tecido deslocado, adaptar-se-á mais facilmente ao tecido deprimido e será mais capaz de suportar a força gerada.

Vantagens

Efeito fisiologicamente estimulante sobre o osso e os tecidos moles subjacentes, que reduz a frequência da necessidade de voltar a colocar ou recolocar a prótese.

Desvantagens

A prótese não está bem estabilizada contra as forças laterais devido ao número mínimo e à flexibilidade dos retentores directos.

Ampla distribuição de tensões

Os defensores desta escola de desenho de prótese parcial acreditam que o trauma excessivo nos dentes restantes e na crista residual pode ser evitado distribuindo as forças de oclusão pelo maior número possível de dentes e pela maior área de tecido mole disponível. Isto é conseguido através da utilização de apoios adicionais, retentores indirectos, grampos e bases de prótese de cobertura ampla.

Vantagens

1.   Os dentes e toda a crista disponível suportam coletivamente a carga.

2.   As forças laterais podem ser distribuídas pelo maior número possível de dentes.

Desvantagens

A maior quantidade de cobertura de dentes e tecidos moles e o maior volume, em alguns casos, podem fazer com que a prótese seja menos confortável e menos aceite pelo paciente do que alguns desenhos mais simples.

Classes I e II

Retenção direta

> A adaptação estreita e o contorno correto de uma base de prótese adequadamente alargada e o ajuste preciso da estrutura em relação a vários planos de guia devidamente preparados devem ser utilizados para ajudar os braços do fecho de retenção a reter a prótese.

Fechos

Uma prótese de Classe I requer normalmente apenas dois braços de fecho de retenção: um em cada dente terminal.

Se estiver presente um corte inferior distobucal, é preferível o fecho retentivo de projeção vertical.

Se estiver presente um corte inferior mesiovestibular, está indicado um fecho de arame forjado. Não deve ser utilizado um fecho de tipo circunferencial fundido.

O braço recíproco ou de suporte deve ser rígido. Este componente do sistema de fecho pode ser substituído por uma placa lingual.

> Uma prótese de Classe II deve normalmente ter três braços de fecho de retenção.

- O lado da extensão distal deve ser concebido com as mesmas considerações que para uma prótese de Classe I.

- O lado com suporte dentário, ou de modificação, deve normalmente ter dois braços de fecho retentivo.

Descansos

- Os assentos de repouso devem ser preparados de forma a que a tensão seja direccionada ao longo do eixo dos dentes.

- Os apoios devem ser colocados junto ao espaço edêntulo, com poucas excepções.

Retenção indireta

- O retentor indireto deve ser colocado o mais anterior possível à linha de fulcro.

- Em geral, devem ser utilizados dois retentores indirectos numa conceção de Classe I, enquanto que um colocado no lado oposto à base de extensão distal pode ser adequado numa conceção de Classe II.

- Os retentores indirectos devem ser posicionados em dentes preparados com assento de repouso positivo que direccionará as forças ao longo do eixo do dente.

Conector principal

- O conetor principal deve ser rígido.

- Não deve colidir com o tecido gengival.

- A extensão do conetor principal para as superfícies linguais dos dentes pode ser utilizada para aumentar a rigidez, distribuir as tensões laterais, melhorar a retenção indireta ou eliminar potenciais áreas de impactação de alimentos.

Conectores menores

- Os conectores menores devem ser rígidos.

- Os conectores menores devem ser posicionados para melhorar o conforto, a limpeza e a colocação de dentes artificiais.

Oclusão

- A oclusão cêntrica e a relação cêntrica devem coincidir

Base da prótese

- Uma impressão de pressão selectiva deve registar o rebordo residual numa forma funcional.

Classe III

Retenção direta

- A retenção pode ser conseguida com muito menos efeitos prejudiciais potenciais nos dentes pilares do que com a arcada de Classe I ou II.

-   A posição dos rebaixos de retenção nos dentes do pilar não é crítica.

Fechos

-   O posicionamento quadrilateral dos retentores directos é ideal.

Descansos

-   Os assentos de repouso devem ser preparados junto ao espaço edêntulo, sempre que possível.

Retenção indireta

-   Normalmente, não é necessária a retenção indireta.

Conectores principais e secundários

-   Devem ser rígidas e não devem colidir com os tecidos gengivais. **Base da prótese**

-   Não é necessária uma impressão de tipo funcional.

-   **Classe IV**

-   A disposição estética dos dentes de substituição anteriores pode exigir a sua colocação anterior à crista do rebordo residual, resultando numa potencial alavanca dc inclinação.

-   Deve ser utilizada uma posição estratégica dos fechos. A configuração quadrilateral, com os fechos anteriores colocados o mais anteriormente possível e os fechos posteriores colocados o mais posteriormente possível, seria a ideal

-   O conetor principal deve ser rígido e deve ser utilizada uma cobertura palatina ampla na arcada maxilar

-   A retenção indireta deve ser utilizada o mais posterior possível à linha de fulcro

-   Um tipo de impressão funcional pode ser indicado se a área edêntula for extensa.

PROCEDIMENTO DE CONCEPÇÃO

Armamentário

O armamento inclui um agrimensor, um suporte de fundição, uma vareta de análise, um marcador de carbono (5-H) e medidores de rebaixamento (0,010, 0,020 e 0,030 polegadas). O calibre de 0,010 polegadas é utilizado para posicionar a maioria dos fechos retentivos de liga de crómio fundido. O calibre de 0,20 polegadas pode ser utilizado para localizar a posição da ponta do fecho de retenção para uma combinação ou fecho de arame forjado. O calibre de rebaixo de 0,030 polegadas é utilizado principalmente para localizar rebaixos de retenção para uma prótese parcial removível temporária com fechos de arame forjado muito leves.

Código de cores

Um sistema de codificação por cores para as várias partes da prótese parcial removível, bem como para outros itens de informação que devem ser incluídos nos moldes de diagnóstico, ajuda a evitar confusão por parte de um técnico de laboratório dentário ou de qualquer pessoa que tente compreender o desenho que está a ser proposto.

São utilizados lápis de cera vermelhos, azuis e castanhos e um lápis de mina preto, de dureza dois H ou três H.

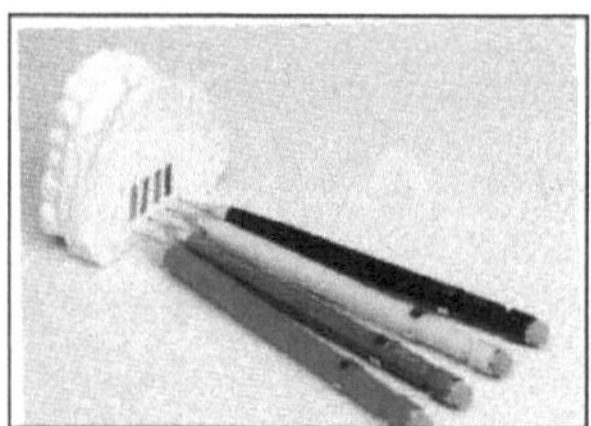

O lápis de cera castanho é utilizado para delinear a parte metálica da prótese parcial; o lápis de cera azul, para delinear a parte de resina acrílica da prótese. Os assentos de descanso são desenhados a vermelho sólido. O lápis preto e o marcador de carbono no agrimensor são utilizados para denotar as linhas de sondagem, as marcas de tripé, os cortes nos tecidos moles e outras informações que devem ser incluídas, tais como o tipo de substituição do dente ou a utilização de arame forjado para os grampos de retenção.

Procedimento passo a passo

> Examinar os moldes de diagnóstico ocluídos.

> Indicar com um lápis, utilizando os símbolos seguintes, o tipo de substituição dentária pretendida.

o Dentes de dentadura numa base de dentadura - sem símbolo

o Dente de tubo -T

o Faceamento - F

o Pôntico metálico - m

o Pôntico acrílico reforçado - RAP

> Colocar o molde no suporte de molde numa inclinação horizontal. Examine os dentes a serem apertados para verificar se existem rebaixos retentivos favoráveis. Examine as áreas edêntulas anteriores para considerações estéticas. Examine as superfícies proximais e linguais do dente para verificar os planos de orientação. Delineie a lápis vermelho as superfícies que necessitarão de ser recontornadas ou remodeladas para produzir o resultado pretendido.

> Tripé o elenco

> Colocar um marcador de carbono no braço vertical do topógrafo e traçar a linha de levantamento nos dentes que serão contactados pela prótese parcial.

> Com um lápis vermelho, desenhar a extensão das zonas de repouso a preparar na boca.

> Delineie a posição exacta e a extensão da área da base da prótese. O lápis azul indica uma base de prótese de resina acrílica; o castanho indica uma base de prótese metálica.

> Com um lápis castanho, esboce o desenho da estrutura para harmonizar e unir os conectores principais, áreas de descanso, retentores indirectos, conectores

secundários, bases de prótese e dentes de substituição. Utilize o marcador de carbono para delinear os cortes nos tecidos moles que irão influenciar o desenho

> Substituir o marcador de carbono pelo calibre de rebaixamento apropriado. (Para a maioria dos fechos de cromo, liga de cobalto, um rebaixo de 0,010 polegadas é adequado. Para fechos retentivos de arame forjado, é normalmente indicado 0,020 polegadas.

> Com o lápis castanho, desenhar os braços do fecho com a forma, o tamanho e a localização pretendidos. Se forem utilizados fechos de arame forjado, colocar o símbolo WW no tecido mole por baixo do dente.

> Reexaminar o desenho para garantir a sua exatidão e clareza.

PRÓTESES PARCIAIS REMOVÍVEIS I-BAR

A prótese parcial removível I-Bar, um tema de discussão desde que **Kratochvil** apresentou um desenho em 1963, alcançou um estatuto considerável como modalidade de tratamento nos últimos anos.

Apoio mesial, barra I e plano de guia

Kratochvil dirigiu a sua atenção para a junção da mucosa dentária e desenvolveu um sistema que inclui um apoio mesial, um retentor I-bar e longos planos-guia que se estendem até à junção do tecido dentário. O retentor I-bar é um elemento na equação do design e, como tal, tem sido demasiado enfatizado

Descansos

A função dos apoios é fornecer suporte vertical contra forças oclusais e controlo e relação da prótese com as estruturas de suporte.

O apoio anterior ideal é o apoio de cíngulo em forma de meia-lua, que coloca a força vertical num ponto baixo do dente e proporciona uma estabilização máxima. O apoio do cíngulo pode ser preparado diretamente em esmalte em caninos volumosos e incisivos centrais superiores ou pode ser implementado com uma restauração de gesso. O apoio incisal é utilizado em dentes anteriores mandibulares quando a estética o permite.

As pousadas dos pré-molares são preparadas em cristas marginais e triangulares, e as pousadas dos molares estendem-se até à fossa central.

Nos casos de extensão distal, os apoios mais distais são colocados nas faces mesiais dos dentes pilares pelas duas razões seguintes **(Kratochvil, 1963).**

1.   A colocação anterior do apoio (fulcro) ajuda a verticalizar as forças de oclusão na mucosa de suporte sob a extensão da base da prótese.

2.   O apoio mesial dirige as forças de inclinação sobre o pilar mesialmente e tende a mover o dente do pilar para um contacto firme com o suporte dos dentes anteriores

Placas Proximais

São preparados planos-guia paralelos em todas as superfícies dentárias proximais adjacentes a espaços edêntulos. A placa proximal cobre o plano guia desde a crista marginal até à junção do tecido dentário e estende-se até à gengiva anexa durante 2 mm. Esta configuração tem várias funções

1. Proporciona estabilidade horizontal

2. Reúne e estabiliza o arco

3. Aumenta a retenção devido ao paralelismo e ao facto de o deslocamento se limitar à parte da inserção.

4. Protege a junção do tecido dentário, evitando a impactação de alimentos e devido à cobertura metálica nesta área.

5. Proporciona reciprocidade.

6. Distribui a força oclusal por toda a arcada **(Berg, 1979; Berg e Caputo, 1978: Kratochivil 1963; Kratochvil e Caputo, 1974)**

Conector principal

Os conectores principais são concebidos para máxima rigidez e saúde gengival. A combinação de cinta ântero-posterior é preferida para próteses parciais maxilares, e uma barra lingual é preferida para próteses parciais mandibulares. Os conectores principais maxilares são colocados a uma distância de 5 a 6 mm das junções dos tecidos dentários e os conectores principais mandibulares são colocados na mucosa não ligada ou a uma distância mínima de 4 mm da crista gengival.

Conectores menores

Os conectores menores ligam o apoio, as placas proximais e os retentores ao conetor principal. Também ajudam a proporcionar estabilidade horizontal.

Conectores de bases de próteses

O relevo de um milímetro é fornecido para retenção e a malha de retenção é colocada no aspeto lingual do rebordo e estende-se apenas até à crista do rebordo para evitar interferências com a colocação de dentes no lado facial do rebordo.

Retenção direta

A barra I proporciona retenção contra a deslocação vertical, mas esta retenção é consideravelmente aumentada pelo paralelismo dos planos de guia que, na maioria das situações, limitam a deslocação à trajetória de inserção.

A barra em I é um retentor infra-bulge com uma configuração concebida para minimizar o efeito deletério que os retentores com contornos excessivos têm na saúde do dente e da gengiva. O braço é longo e afunilado com uma secção transversal semi-redonda. A ponta, que se flexiona, encaixa num rebaixo na altura do contorno mesiodistal ou mesial a ele. A posição da barra em I em relação à altura do contorno é essencial para este desenho, porque o posicionamento correto permite que a ponta se mova passivamente para o espaço do encaixe mesial quando a base de extensão recebe carga oclusal. O retentor envolve a área do rebaixo e resiste ao deslocamento vertical.

As seguintes vantagens importantes são obtidas com a configuração da barra em I:

1.   Como o contorno do dente não é alterado, a acumulação de alimentos contra a superfície do dente é minimizada

2.   A barra em I é passiva na sua relação com o dente do pilar, exceto contra forças de deslocação vertical

As desvantagens da barra em I só têm consequências se o conceito de conceção não for totalmente aplicado

1. Menor estabilidade horizontal do que outros elementos de retenção.

2. Menos retenção

Quando usados na situação suportada pelo dente, os retentores I-bar podem ser colocados por conveniência em relação aos rebaixos retentivos e à estética. Em situações de extensão, as barras I de retenção são colocadas em relação ao eixo de rotação.

Retenção indireta

A retenção indireta é fornecida por apoios colocados em pilares secundários tão longe quanto possível do eixo de rotação e da área edêntula para estabilizar o conetor principal. Embora estudos recentes tenham posto em dúvida a eficácia da retenção indireta contra a força de deslocação (**Frank e Nicholls, 1977**), o retentor indireto demonstrou ser eficaz na redistribuição da força oclusal de forma mais uniforme por toda a estrutura dentoalveolar (**Mcdowell, 1978**)

Variações de conceção

Considerações físicas e componentes alternativos

A maioria dos problemas na aplicação do desenho está relacionada com dentes pilares inclinados, contornos de tecidos moles ou fixações do frénulo.

A inclinação dos dentes pilares afecta a retenção de várias formas. A inclinação bucolingual elimina frequentemente a retenção necessária no rebaixo ou cria um rebaixo excessivo. Quando a inclinação cria um rebaixo excessivo, as soluções incluem a enameloplastia para reduzir o rebaixo ou uma restauração de gesso para proporcionar os contornos ideais. Quando existe falta de retenção, as soluções são a preparação de um rebaixo ou a utilização de um rebaixo lingual para retenção.

A inclinação grave é mais eficazmente controlada com uma restauração de gesso.

A fixação do músculo bucinador adjacente aos molares inferiores ocasionalmente oblitera o vestíbulo nessa área. A falta de gengiva aderida agrava ainda mais o problema da colocação do I-bar. Uma alternativa à colocação de um I-bar num vestíbulo inadequado é novamente a utilização de um I-bar lingual para retenção e uma extensão de descanso vestibular para reciprocidades.

RPI (Repouso, placa proximal e barra em I)

Concordando com o desenho básico **de Kratochvil**, mas incapaz de aceitar filosoficamente a quantidade de preparação dentária que por vezes é necessária para o executar, **Krol** desenvolveu uma modificação que evita cuidadosamente a preparação dentária. A ênfase declarada no sistema **de Krol** é o controlo do stress com uma cobertura dentária mínima e uma cobertura gengival mínima. O sistema de fecho inclui os três elementos do sistema **de Kratochvil**: apoio mesial, placa proximal e barra em I. No entanto, cada elemento sofreu alterações significativas para satisfazer os critérios **de Krol**. As preparações de descanso são menos extensas no sistema RPI. O descanso mesial estende-se apenas para a fossa triangular, mesmo em preparações de molares, e os descansos de caninos são frequentemente depressões côncavas circulares preparadas na crista marginal mesial.

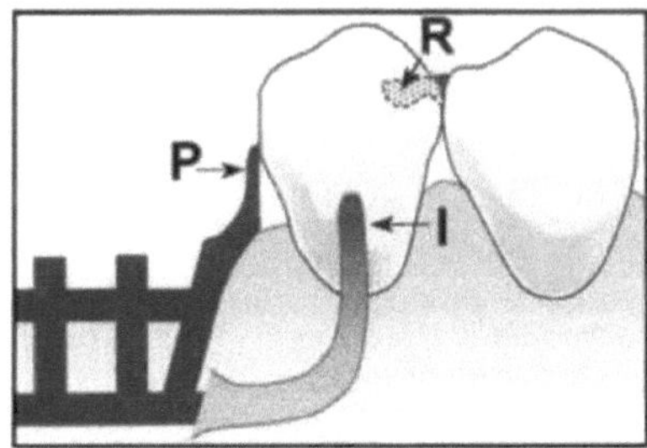

O plano-guia preparado tem 2 a 3 mm de altura oclusogengivalmente e a placa proximal contacta apenas 1 mm da porção gengival do plano-guia.

A terminação da barra em I é em forma de cápsula para permitir um maior contacto com o dente, e a colocação tende para o espaço de embrasure mesial para conseguir uma reciprocidade mais eficiente da placa proximal diminuta.

DESENHO DE FECHO RPA PARA PRÓTESES PARCIAIS REMOVÍVEIS DE EXTENSÃO DISTAL

O fecho RPA (apoio, placa proximal, fecho Akers) foi desenvolvido na Faculdade de Medicina Dentária da Universidade do Pacífico para ultrapassar alguns dos problemas encontrados com o fecho RPI (apoio, placa proximal, fecho I-bar).

Indicações:

- Profundidade vestibular insuficiente

- Corte inferior do tecido por baixo dos dentes do pilar.

Conceção:

As iniciais RPA significam descanso, placa proximal e braço do fecho Akers. O apoio mesial e a placa proximal são concebidos de forma idêntica aos do fecho RPI. A diferença está no braço de retenção. Um Akers, ou braço de fecho circunferencial, surge da porção superior da placa proximal e estende-se à volta do dente para encaixar o rebaixo mesial.

O conjunto RPI foi concebido com o apoio na superfície mesio-oclusal do dente, permitindo que os outros componentes se soltem do dente e caiam nos rebaixos quando são colocadas cargas oclusais nas bases da prótese. Se for usado um fecho Akers convencional, com o braço retentivo a sair da placa proximal acima da linha de sondagem e a cruzar a linha de sondagem no meio do dente para encaixar no rebaixo, então a capacidade de libertação vital será perdida. A porção rígida do braço não é capaz de se mover em direção à gengiva, pelo que o ponto de fulcro será, de facto, movido em direção à superfície distal do dente. O componente anterior ao ponto de fulcro será agora levantado em função.

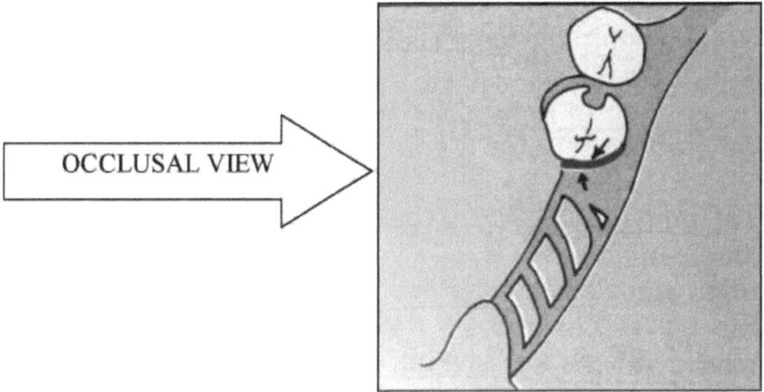

Quando é exercida pressão oclusal sobre as bases da prótese, o apoio mesial levanta-se do seu lugar e o braço de retenção encaixa no rebaixo, torcendo o dente distalmente. Este é o mesmo tipo de força que frequentemente se revela destrutiva para um dente pilar quando é utilizado um fecho Akers convencional. O desenho do fecho RPA deve evitar este problema se quiser funcionar com sucesso em próteses parciais removíveis de extensão distal.

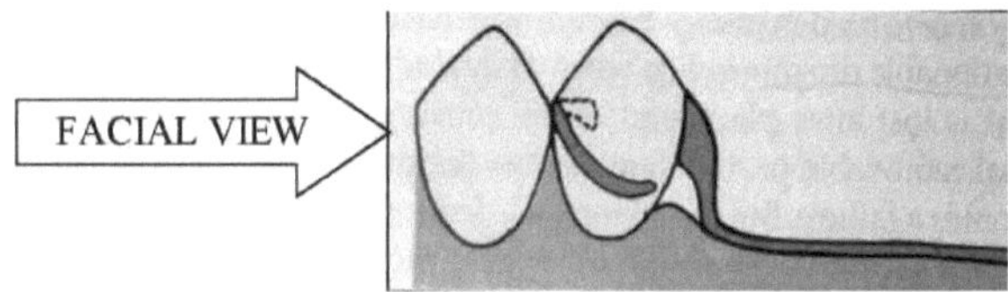

No levantamento do dente pilar para um fecho RPA, é necessário um alinhamento bastante normal do dente com uma linha de levantamento aproximadamente no meio do dente, fornecendo rebaixos nos aspectos mesial e distal da superfície facial. Deve haver pelo menos um rebaixo de 0,01 polegadas mesialmente.

A preparação da boca é a mesma que para o fecho RPI. Um assento de repouso é colocado na superfície mesio-oclusal do dente e o plano de guia é preparado na superfície distal.

A impressão final é obtida e um molde mestre é vazado. Quando o molde mestre é bloqueado antes da sua duplicação para vazar um molde refratário, a metade distal da superfície facial, bem como a superfície sob o plano de orientação, são bloqueadas. Quando o braço do fecho Akers é encerado, a borda superior do braço retentivo é colocada na linha de sondagem desde a placa proximal até ao meio do dente, onde desce para encaixar o rebaixo necessário para uma retenção adequada. O rebaixo varia de 0,01 a 0,02 polegadas, dependendo do tamanho do dente e do comprimento do braço de retenção.

Quando a fundição é feita, a porção rígida do braço do fecho entrará em contacto com o dente apenas ao longo da sua borda superior, ao nível da linha de sondagem. Quando uma carga oclusal é aplicada à base da prótese, o braço retentivo pode mover-se para dentro do rebaixo devido ao relevo sob a sua secção rígida e soltar-se do dente pilar.

PRÓTESES PARCIAIS REMOVÍVEIS SWING LOCK

Nas próteses parciais removíveis Swing lock, descritas pela primeira vez pelo **Dr. Joe J. Simmons** no Texas Dental Journal em fevereiro de 1963, todos ou vários dos dentes restantes são utilizados para reter e estabilizar a prótese contra a deslocação vertical. A prótese consiste numa barra articulada vestibular ou labial ligada a um conetor principal convencional. A retenção e a estabilização são proporcionadas pela barra.

A barra labial é geralmente concebida com pequenos braços de projeção vertical que contactam com as superfícies labial ou vestibular da gengiva dos dentes até à altura do contorno. Estes braços verticais assemelham-se a uma barra em I ou T e proporcionam retenção e estabilização para a prótese.

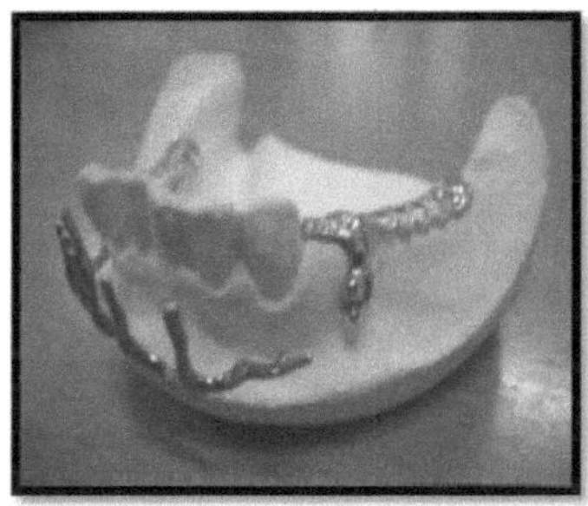 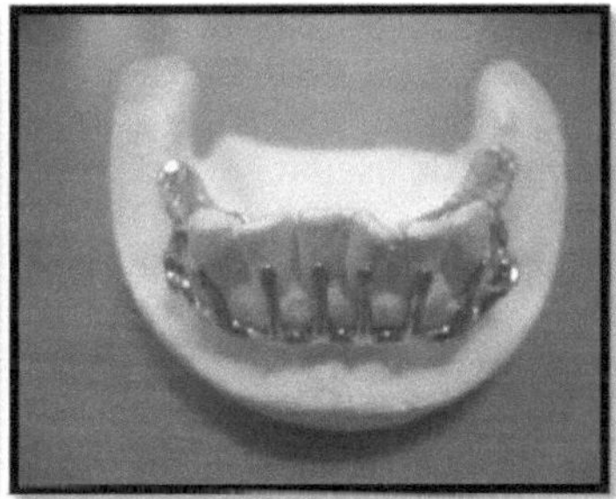

Vantagens

As principais vantagens do conceito de tratamento swing lock é o facto de proporcionar um método relativamente barato de utilizar todos ou a maioria dos dentes remanescentes para a retenção e estabilização de uma prótese.

Uma vez que a construção de uma prótese parcial removível com fecho de báscula é relativamente simples e barata, pode ser utilizada em situações em que os tipos de tratamento mais convencionais podem parecer inúteis.

Desvantagens

Uma prótese swing lock pode produzir um resultado estético relativamente mau para pacientes com lábios curtos ou extremamente móveis.

Uma base de extensão distal longa é suscetível de se mover em direção ao tecido sob as forças de oclusão. Este movimento pode inclinar os dentes agarrados pela prótese.

Indicações

1.   Demasiados poucos dentes naturais restantes para uma prótese parcial removível de desenho convencional

2.   Os dentes remanescentes são demasiado móveis para servirem de dentes de pilar para a conceção convencional

3.   A posição dos dentes remanescentes demasiado móveis não é favorável a um desenho convencional.

4.   Para reter uma prótese em pacientes que perderam grandes segmentos de dentes e o rebordo alveolar devido a lesões traumáticas.

Seleção de metal

Para estrutura de bloqueio de oscilação

A liga de crómio é o material de eleição para a estrutura metálica de uma prótese parcial removível com fecho de báscula. O ouro é contraindicado porque os mecanismos da dobradiça e do fecho apresentam um desgaste notável num período de tempo relativamente curto quando o ouro é utilizado e os componentes de ouro têm de ser bastante volumosos em comparação com os componentes de crómio para proporcionar a rigidez e a resistência necessárias.

Conceção

A prótese parcial removível swing lock consiste numa barra vestibular ou labial que é fixada à prótese parcial por uma dobradiça numa extremidade e um fecho na outra extremidade. A reciprocidade é conseguida através de uma placa lingual. O desenho básico do fecho de balanço incorpora uma via lingual de inserção, uma ligação de dobradiça da barra vestibular à estrutura com um mecanismo de bloqueio na extremidade oposta da barra, e um arco de abertura vestibular da barra de retenção com escoras e/ou facetas que contactam com a área infra-bulbar da superfície vestibular dos dentes.

Este aparelho fixa e suporta um dente natural que está a ser carregado oclusalmente pelo contacto das escoras labiais retentivas e da placa lingual em lados opostos do dente. Uma vez que é essencial um conetor principal rígido, é utilizada uma placa ou barra lingual contínua que contacta com a região supra-bulbar dos restantes dentes anteriores e com a altura do contorno dos dentes posteriores para estabilização, tanto na mandíbula como no maxilar. Nos maxilares, são utilizados os desenhos de conexão, ou seja, barra ou cinta palatina, barra anterior-posterior ou palato metálico completo.

A retenção direta controlada e a estabilização em todos ou parte dos dentes restantes resistem ao desalojamento da prótese parcial removível com fecho de báscula. Isto é conseguido através de uma barra labial, com uma extremidade que se estende da estrutura através de uma dobradiça, e a outra extremidade da barra que termina com um fecho ligado à estrutura. A partir da barra labial ou vestibulolabial, escoras verticais semelhantes aos braços do fecho da barra em I atravessam as margens livres das gengivas (com o relevo adequado) e contactam passivamente com os dentes nos terços gengivais. Estas escoras são rígidas, uma vez que oscilam para dentro de qualquer rebaixo da barra articulada e actuam como elementos de retenção e estabilização. Para evitar forças de torção nos dentes anteriores em situações de extensão distal, estas escoras são ajustadas para incorporar alguma liberdade e permitir o movimento da base da prótese em função. Se a exposição das raízes dos dentes anteriores devido a recessão gengival ou cirurgia periodontal for um problema estético, uma faceta de resina acrílica da cor da gengiva pode ser processada para a barra labial com alívio adequado para as gengivas marginais. O apoio oclusal pode ser utilizado para direcionar as forças para os dentes pilares, se desejado, mas não é indicado na maioria das situações de extensão distal. Nas próteses parciais removíveis mandibulares, a placa lingual que contacta os dentes anteriores oclusalmente às linhas de sondagem proporciona uma retenção indireta.

Os planos de orientação são necessários nas superfícies distais dos dentes do pilar terminal incluídos no fecho oscilante. Asseguram um contacto positivo dos dentes com a prótese. Os apoios oclusais não são normalmente indicados nas próteses parciais removíveis com fecho em balanço de extensão distal, devido à carga excessiva dos dentes pilares. Cada dente no fecho de balanço deve ser contactado por uma escora da barra labial, logo abaixo da altura do contorno; as escoras devem ser passivas quando a barra labial está bloqueada no lugar. Numa forma de arcada muito afilada, apenas os caninos e os primeiros pré-molares devem ser incluídos na barra labial swing lock. Com uma arcada mais estreita, os segundos pré-molares podem ser incluídos.

PROBLEMAS DE CONCEPÇÃO

1.   Alguns problemas de conceção são recorrentes em mais do que um grupo de situações de próteses parciais.

2.   O número e a localização do espaço de modificação determinarão a quantidade de problemas que podem resultar. Se o espaço de modificação estiver na parte anterior da arcada, o caminho de inserção a partir das angulações direita ou esquerda é impossível.

3.   Um espaço edêntulo adicional delimitado por dentes significa mais superfícies proximais opostas com maior possibilidade de interferência na inserção da restauração acabada.

4.   Quando os dentes hospedeiros não são substituídos, é provável que os restantes tenham migrado para fora do alinhamento normal. Assim, o espaço de modificação torna-se maior ou menor do que o dente original. Este facto torna a colocação de um substituto bastante difícil. Também resulta em fracturas frequentes do substituto devido à modificação da estrutura.

PRÓTESES PARCIAIS AMOVÍVEIS EM PRÓTESES MAXILOFACIAIS

Defeito da maxila

Foi proposto que as arcadas dentárias de maxillectomia parcialmente edêntulas fossem classificadas em seis grupos. O desenho da estrutura metálica dos obturadores maxilares varia muito em cada grupo. No entanto, o objetivo do desenho é selecionar os componentes mais adequados para resistir às várias forças que actuam sobre a prótese obturadora sem aplicar tensão indevida nos dentes remanescentes e nas estruturas dos tecidos moles.

Sistema de forças

Embora o padrão de forças que afectam a prótese obturadora seja complexo devido à sua ocorrência simultânea, estas forças podem ser categorizadas como força de deslocamento vertical, força vertical oclusal, torque ou força de rotação, força lateral e força anterior posterior.

A força vertical oclusal é activada durante a mastigação e a deglutição. Uma distribuição alargada dos apoios oclusais ajudará a contrariar essa força

O stress criado pelas forças laterais é minimizado pela seleção adequada de um esquema oclusal, pela eliminação de contactos oclusais prematuros e pela ampla distribuição de componentes estabilizadores. Se a parede medial do defeito for coberta por um retalho palatino, pode ajudar a resistir às forças laterais.

O movimento anterior-posterior é contrariado pela inclusão de planos de orientação nas superfícies proximais dos dentes pilares.

Desenho do retentor

Os retentores são provavelmente os componentes mais importantes que contribuem para o sucesso da prótese obturadora. Os retentores corretamente concebidos reduzem a tensão transmitida aos dentes do pilar enquanto mantêm o obturador no lugar. É essencial que os princípios básicos do desenho do fecho sejam seguidos.

Estes princípios são

1.   Colocação passiva: Os braços do fecho devem ser passivos até serem activados por esforço funcional

2.   Retenção: Deve ser fornecida a retenção mínima necessária para manter o obturador no lugar sem a aplicação de força externa.

3.   Estabilização: Um componente de suporte deve opor-se a cada retentor

4.   Circunferência: O fecho deve cobrir mais de 180 graus da circunferência do dente, de forma contínua ou interrompida.

5.   Apoio: Devem ser colocados apoios para evitar o movimento do tecido, que pode arrancar a gengiva ou os dentes do pilar

6.   Movimento: As pequenas quantidades de movimentos da base devem ser acomodadas sem transmitir o binário aos dentes do pilar.

Projeto de classe I

Na ressecção clássica da maxilectomia, a dentição e o osso alveolar são removidos ao longo da linha média. **Dejardins recomenda a** preservação do osso alveolar adjacente aos dentes que confinam com o defeito.

O desenho pode ser linear ou tripodal. Dois ou três dentes anteriores são esplintados sempre que possível e o suporte é derivado do incisivo central e do dente pilar mais posterior. Se a arcada dentária for curva, o princípio da retenção indireta eficaz é utilizado pela localização de um apoio no canino ou na superfície distal do primeiro pré-molar num desenho tripodal.

A retenção direta é obtida a partir da superfície vestibular dos dentes anteriores com um desenho de portão, uma barra em I no incisivo central. A retenção posterior é colocada na superfície vestibular dos molares, e o aparelho é colocado palatalmente.

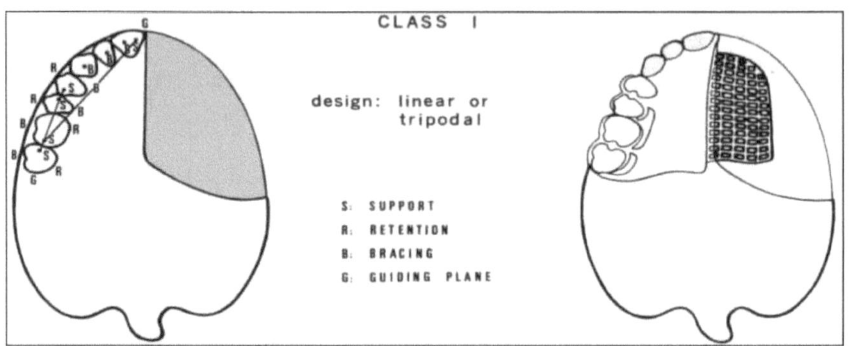

Se os dentes anteriores não estiverem incluídos no desenho, recomenda-se um desenho linear. **Miller** afirma que um desenho unilateral requer retenção bilateral e estabilização nos mesmos dentes do pilar. Pode ser utilizado um sistema de retenção e estabilização diagonalmente oposto. O suporte está localizado de forma linear e a retenção está localizada nas superfícies vestibulares dos pré-molares e nas superfícies palatinas dos molares. Os componentes estabilizadores são colocados nas superfícies palatinas dos pré-molares e nas superfícies vestibulares dos molares.

Conceção de classe II

Nesta classificação, a pré-maxila do lado do defeito é mantida. O desenho bilateral é semelhante ao desenho de uma prótese parcial removível Classe II de Kennedy. Recomenda-se um desenho tripodal. Aconselha-se a imobilização dos dois dentes adjacentes ao defeito.

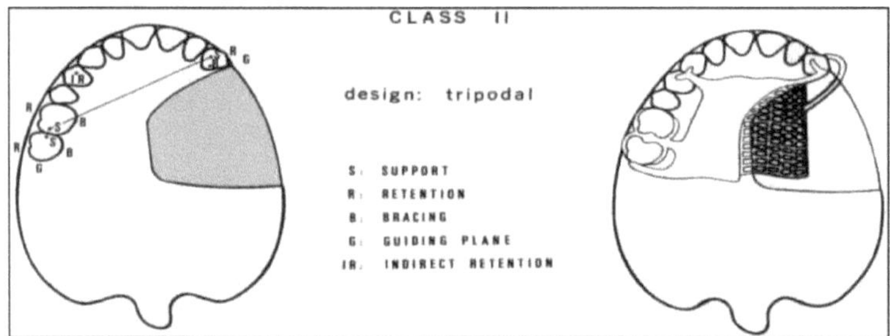

O suporte primário é colocado no dente mais próximo dos defeitos, bem como no molar mais posterior do lado oposto. Um retentor indireto é posicionado tão perpendicularmente à linha de fulcro quanto possível. Os planos de orientação estão localizados proximalmente na superfície distal do dente anterior e na superfície distal do molar. A retenção em todos os dentes pilares está localizada nas superfícies vestibulares, e os componentes estabilizadores são colocados nas superfícies palatinas.

Conceção de classe III

O defeito está localizado na porção central do palato e toda a dentição está preservada. O desenho é baseado em configurações quadrilaterais. O suporte está amplamente distribuído em pré-molares e molares. A retenção é derivada das superfícies vestibulares e a estabilização das superfícies palatinas

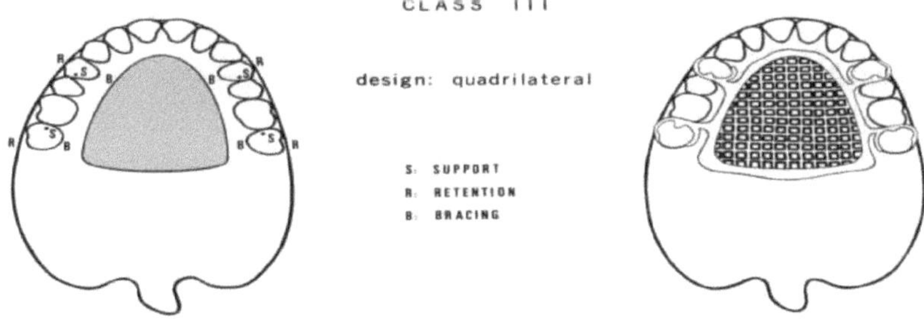

Conceção de classe IV

O defeito inclui a pré-maxila no lado não cirurgiado. O desenho é linear. O suporte está localizado no centro de todos os dentes restantes. A retenção está localizada mesialmente nos pré-molares e palatalmente nos molares. Os componentes estabilizadores são palatinos nos pré-molares e vestibulares nos molares.

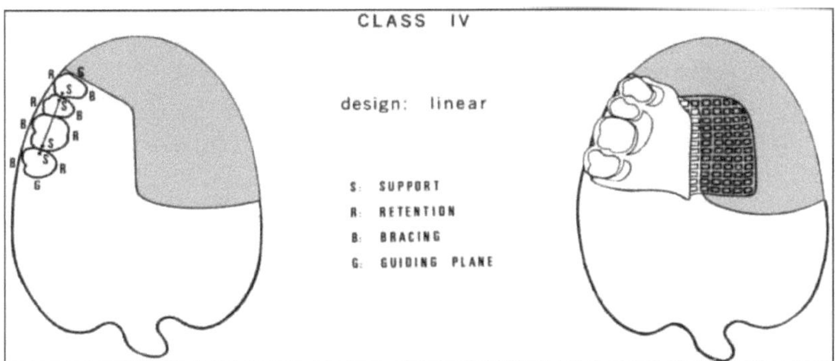

Conceção de classe V

Os dentes anteriores estão preservados, e os dentes posteriores, o palato duro e porções do palato mole estão respeitados. Sugere-se a esplintagem de pelo menos dois dentes pilares terminais de cada lado. Os grampos de barra em I são colocados bilateralmente na superfície vestibular dos dentes mais distais, e a estabilização e o suporte estão localizados nas superfícies palatinas. Esta é basicamente uma configuração tripodal. Uma prótese tipo gate é uma alternativa viável para estes pacientes.

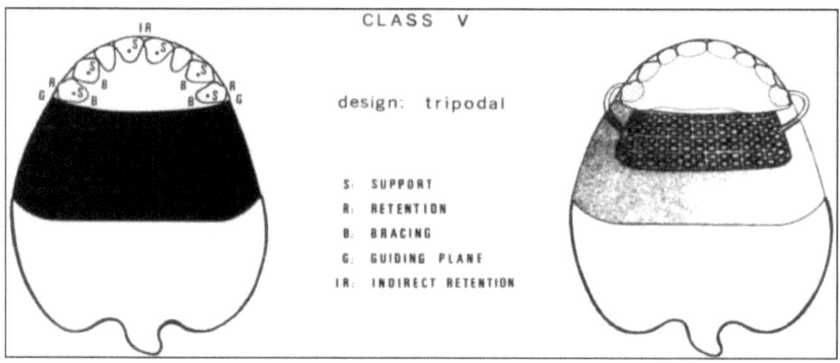

Conceção de classe VI

Os defeitos palatinos anteriores, a classe menos frequente, são causados mais frequentemente por traumatismo do que por cirurgia. Nestes defeitos, dois dentes anteriores são esplintados bilateralmente e ligados por uma barra de esplintagem transversal. Pode ser utilizado um grampo de fixação sem uma estrutura parcial elaborada. Se o defeito for grande, ou se os dentes remanescentes não estiverem em condições óptimas, segue-se um desenho de configuração quadrilateral.

CLASS VI
design: quadrilateral
S: SUPPORT
R: RETENTION
B: BRACING

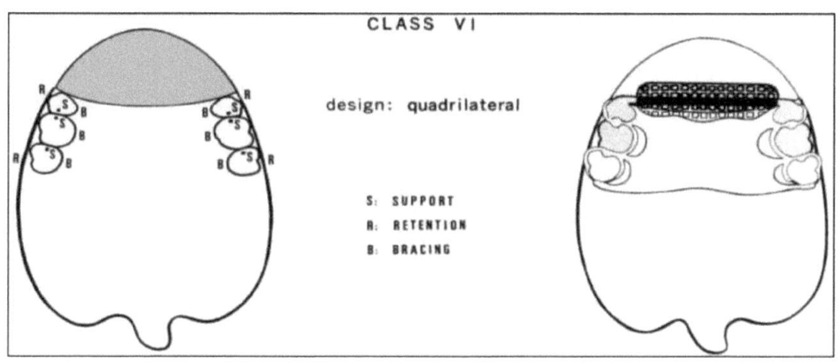

97

DEFEITOS CONGÉNITOS

Com as técnicas e procedimentos atualmente disponíveis, a maioria dos defeitos congénitos da pré-maxila, maxila e palato mole podem ser corrigidos cirurgicamente. Embora isto tenha alterado o papel do protésico no tratamento de pacientes com defeitos congénitos nas últimas duas décadas, ainda há importantes contribuições a fazer na área da prótese removível.

Quatro descrições básicas das configurações da fenda palatina propostas por **Veau** em 1922 classificam convenientemente os defeitos palatinos básicos observados clinicamente.

A fenda de classe I envolve apenas o palato mole e pode incluir fenda submucosa, que pode parecer normal. As fendas de classe II, III e IV envolvem estruturas ósseas unilateral e bilateralmente.

As próteses feitas para corrigir estes defeitos podem servir para colocar tecido ou preencher um espaço defeituoso e terão três partes.

A porção palatina é a estrutura e os elementos de retenção que se encontram dentro dos limites do palato duro. A porção velar pode ajudar a posicionar o palato mole ou pode atravessar o comprimento da área do palato mole como uma extensão de ligação. A secção faríngea entra em contacto com a parede posterior e lateral da faringe, quer como obturador independente, quer como parte integrante da porção velar.

Próteses de elevação do palato

Ocasionalmente, um paciente terá um défice de fala e um palato mole completamente normal do ponto de vista clínico, caso em que poderá existir uma fenda submucosa de Classe I. Neste caso, existe uma função muscular incompleta na área da linha média e o palato mole não consegue fazer uma vedação adequada da válvula com a faringe. Lesões traumáticas ou defeitos congénitos também resultam numa paralisia parcial de um palato mole de aparência normal.

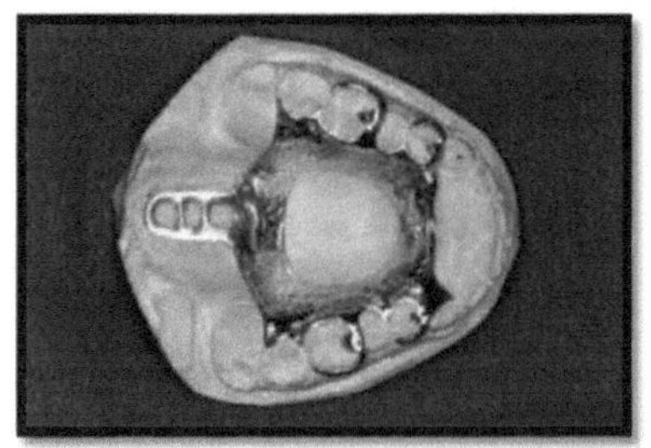

Quando os procedimentos cirúrgicos não conseguem proporcionar uma função adequada a estes pacientes, o protésico pode ser chamado a fornecer uma prótese de elevação palatina (**Gibbons e Bloomer, 1958; Marshall e Jones, 1971**). Quer exista ou não um desarranjo da arcada dentária relacionado com a fenda nestes casos, a estrutura tem de ser concebida para lidar com uma tensão de cantilever substancial. Pode ser vantajoso utilizar uma prótese de base de resina acrílica de fio forjado como medida experimental ao tentar posicionar um palato mole para determinar a quantidade de força de elevação necessária e o potencial para um tratamento bem sucedido. Em muitos casos, esta prótese pode ser a única intervenção necessária, porque a ação de elevação pode estimular atividade faríngea suficiente para, eventualmente, eliminar a necessidade de elevação do palato.

Foram expressas algumas preferências para construir sequencialmente a porção velar, mas o pensamento atual favorece o posicionamento do palato mole ao nível desejado num único procedimento. Isto irá colocar uma força rotacional significativa nos pilares posteriores e colocar um vetor de força vertical labial nos dentes anteriores. São essenciais apoios oclusais e cingulares adequados e um arco labial pode ser benéfico na prótese de base de resina acrílica. Deve ser considerada a possibilidade de esplintar os dentes anteriores e o fecho dos molares deve ser flexível se se previr uma utilização a longo prazo.

Defeitos da mandíbula

Quando a continuidade da mandíbula é interrompida, ocorre uma alteração no equilíbrio e na simetria. As relações oclusais são alteradas e as respostas proprioceptivas podem ser desordenadas até ao ponto em que tanto a eficiência funcional como a aparência ficam severamente comprometidas. Embora tanto os defeitos de continuidade como os de descontinuidade sejam debilitantes, os defeitos de descontinuidade oferecem o compromisso mais exagerado.

Desvio de descontinuidade

A sequela mais grave da descontinuidade mandibular adquirida é o desvio, que invariavelmente ocorre para o lado operado. A gravidade e o potencial de correção deste desvio serão largamente determinados pela natureza do processo inicial da doença.

O paciente dentado com descontinuidade mandibular tem uma enorme vantagem sobre o paciente edêntulo na correção do desvio **(Des Jardins, 1978).** Mesmo alguns dentes em mau estado podem ser suficientes para permitir a implementação de medidas correctivas que de outra forma seriam impossíveis.

Conceção

Os pacientes com desvio consistente e posição na linha média mecanicamente atingível podem necessitar de uma prótese de flange para guiar consistentemente o fecho. A porção de flange mandibular da prótese é uma extensão plana de resina acrílica ou fundida que será suficientemente longa na vertical para encaixar na superfície vestibular dos dentes maxilares na abertura funcional máxima. Normalmente, é fabricada uma barra de suporte ou uma superfície de fecho na prótese maxilar para sobrepor o esmalte vestibular e entrar em contacto com o rebordo durante o intervalo de fecho.

É extremamente importante considerar a quantidade de tensão de cantilever que pode ser transferida para a dentição mandibular com uma prótese de flange guia. A longa extensão vertical pode criar um binário lateral nos pilares adjacentes e induzir uma tensão de deslocação significativa no retentor da arcada cruzada quando o contacto é feito na abertura máxima. Não existe uma forma real de evitar estas tensões na conceção dos elementos de fecho, porque a prótese é inútil sem uma retenção adequada. Os dentes de retenção devem, por isso, ser sãos e não devem ser sujeitos a tensões para além dos seus limites fisiológicos.

AVANÇOS RECENTES

<u>A conceção assistida por computador e o fabrico de protótipos rápidos de estruturas de próteses parciais amovíveis.</u>

□ Um molde produzido a partir de uma impressão da boca de um paciente foi digitalizado e os dados convertidos num ficheiro de computador tridimensional que podia ser lido pelo software de desenho assistido por computador (CAD). A análise e a preparação foram efectuadas no ambiente digital de acordo com os princípios dentários estabelecidos. O software CAD foi então utilizado para desenhar a estrutura e gerar um ficheiro em linguagem de triangulação normalizada (STL), em preparação para o seu fabrico através de métodos de prototipagem rápida (PR). Vários métodos de RP foram subsequentemente utilizados para produzir padrões de sacrifício, que foram depois fundidos numa liga de crómio-cobalto utilizando métodos convencionais e avaliados quanto à precisão do ajuste.

□ **Jing Han et al (2010)**[29] relata um método de levantamento digital e construção de padrões virtuais para estruturas de próteses parciais removíveis (RPD) utilizando um novo pacote de software de desenho tridimensional (3D) assistido por computador/manufaturação assistida por computador (CAD/CAM) desenvolvido especificamente para o desenho de RPD. O procedimento incluiu a obtenção de dados 3D a partir de moldes parcialmente dentados, a decisão sobre o caminho de inserção e a modelação digital da forma dos componentes das estruturas. Os dados do modelo completo foram armazenados como ficheiros de estereolitografia (STL), que são normalmente utilizados na transferência de modelos CAD/CAM para tecnologias de prototipagem rápida. Finalmente, as estruturas metálicas RPD foram fabricadas utilizando uma técnica de fusão selectiva a laser

Nuvem de pontos (um conjunto de pontos 3D que delineia a superfície) de um molde de dentadura parcial maxilar digitalizado

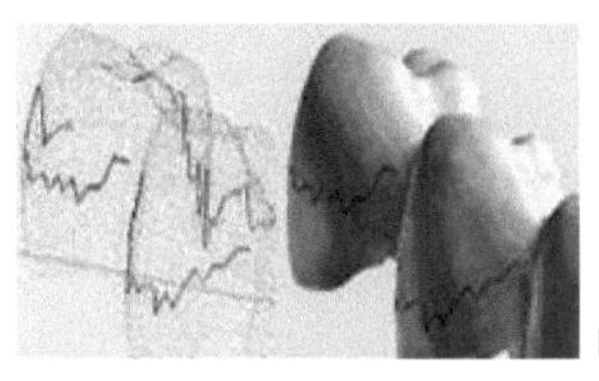
Linhas de levantamento (à direita) no modelo digital sólido e (à esquerda) na nuvem de pontos

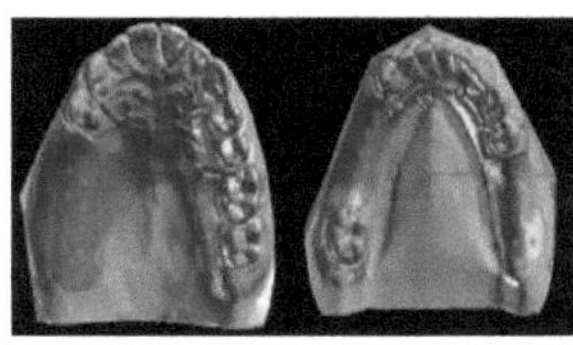
Fotografias no ecrã de duas estruturas RPD a serem

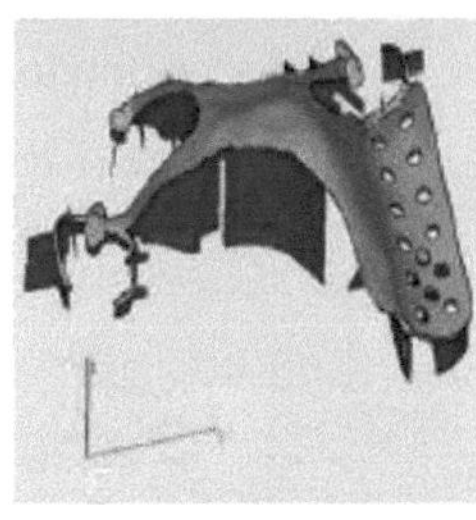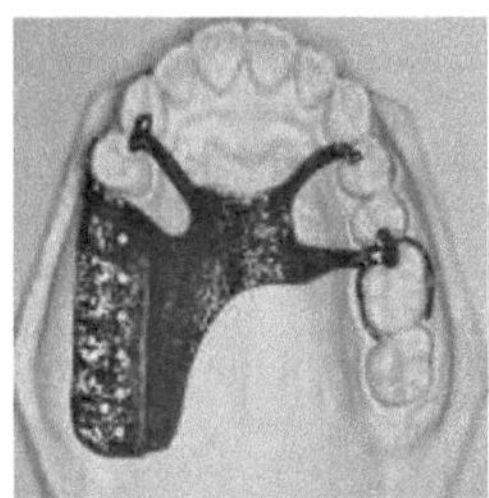
Estrutura RPD virtual (esquerda) e estrutura RPD no molde (direita)

CONCLUSÃO

A utilização bem sucedida de uma prótese parcial fundida para um doente requer uma compreensão cuidadosa dos princípios, das forças que actuam numa prótese parcial, da distribuição da tensão e das considerações de conceção.

Conseguir uma configuração quadrilateral para as arcadas de Classe III e I e uma configuração tripodal para as arcadas de Classe II ajuda a minimizar tensões indevidas nos dentes pilares e nos tecidos de suporte. A utilização do sistema RPI para a prótese parcial de extensão distal ajuda a fornecer suporte vertical, estabilização horizontal, retenção, reciprocidade e passividade.

Igualmente importante para todos os desenhos é o comprimento do espaço edêntulo, a qualidade do suporte do rebordo, o desenho do fecho, a consideração da base da prótese e a retenção indireta.

A prótese parcial com fecho oscilante satisfaz a maioria dos requisitos para a dentição periodontalmente comprometida ou para os pacientes com poucos dentes restantes.

A utilização de um topógrafo ajudaria o dentista a obter rebaixos retentivos óptimos, a remover as interferências da maxila e da mandíbula, a determinar a colocação estética dos grampos e a determinar o caminho correto de inserção e remoção da prótese.

A utilização da prótese parcial removível para o doente com deformidades maxilofaciais é um desafio. Os requisitos biológicos, fisiológicos e psicológicos têm de ser bem satisfeitos para que o tratamento seja um sucesso.

É fundamental ter um conhecimento profundo dos vários factores que influenciam o planeamento do tratamento e os riscos inerentes à intervenção protética.

Quer a prótese final seja um tratamento temporário altamente simplista para o paciente terminal ou uma restauração definitiva complexa para o paciente cirurgicamente comprometido, este segmento da população pode ser servido de forma mais benéfica pelos esforços do protésico maxilofacial.

Toda a análise estrutural e o desenho de próteses parciais removíveis (RPD) requerem um conhecimento das forças que serão aplicadas e da capacidade da estrutura para suportar essas forças.

Uma RPD é um aparelho que permite um movimento "controlado" em função da carga, para evitar o impacto nos tecidos e lesões nos pilares. As características de transferência de carga dos vários designs de RPD são importantes para um melhor prognóstico e longevidade.

Assim, a incorporação judiciosa de vários componentes numa prótese dentária de borracha envolve a contra-ação das forças verticais, horizontais e rotacionais a que um aparelho está sujeito na cavidade oral.

REFERÊNCIAS

1. Ahmad I, Sherrif M, Waters NE. O efeito da redução do número de grampos na retenção da prótese parcial removível. J. Prosthet Dent. 68:928- 33;1992

2. Antos EW Jr, et al. A prótese parcial removível swing lock: uma abordagem alternativa ao serviço de prótese parcial removível convencional. J. Prosthet Dent. 40:257-62; 1978

3. Aramany MA. Princípios básicos do desenho de obturadores para pacientes parcialmente edêntulos; Parte I, Classificação. J. Prosthet Dent. 40:554; 1978

4. Avant WE. Factores que influenciam a retenção de próteses parciais removíveis. J. Prosthet Dent. 25:265-69; 1971

5. Aviv I, Ben-Ur Z, e Cardash HS. Uma análise do movimento rotacional de próteses parciais removíveis de extensão distal assimétrica. J. Prosthet Dent. 61:211-14; 1989

6. Blatterfein, L. Uma nova abordagem à conceção de próteses parciais para dentes inferiores remanescentes unilaterais. J. Prosthet. Dent. 28:159-63; 1972

7. Boitel RH. O paralelómetro, um instrumento de precisão para o laboratório de prótese. J. Prosthet Dent. 12:732-6; 1962

8. Bolouve A. Desenho de prótese parcial removível para poucos dentes naturais remanescentes. J. Prosthet Dent. 39:346-8; 1978

9. Burns Dr., Ward JE, e Nance GL. Inquérito sobre o desenho e fabrico de próteses parciais removíveis do especialista em prótese dentária. J. Prosthet Dent. 62:303-7; 1989

10. Cecconi BT. Efeito do desenho do apoio na transmissão de forças para os dentes do pilar. J. Prosthet Dent. 32:141-51; 1974

11. Ceconi, BT, Asgar K, Dootz E. Ajuste da base da prótese parcial removível e o seu efeito no movimento do dente pilar. J. Prosthet. Dent. 25:515-19; 1971

12. Chau TM, Eick JD, Moore DJ, Tira DE. Análise esterofotogramétrica do

movimento dentário do pilar em próteses parciais removíveis de extensão distal com fixação intra coronal e grampos. J. Prosthet Dent. 66:343-49; 1991

13. Clayton, J, e Jaslow C. Uma medição das forças de fecho nos dentes pilares. J. Prosthet Dent. 25:25-43, 1971

14. Coy RE, Arnold PD. Estudo e conceção de moldes de diagnóstico para próteses parciais removíveis J. Prosthet Dent. 31:103-6; 1974

15. DeBoer J. The effects on function of distal extension removable partial dentures as determined by occlusal rest position J. Prosthet Dent. 60:6936; 1988

16. Demer WJ. Uma análise dos desenhos de fechos de barra do resto I mesial J. Prosthet Dent. 36:243-53; 1976

17. Eggbeer D,Bibb R, William R, The computer-aided design and rapid prototyping fabrication of removable partial denture ,Proceedings of the Institution of Mechanical Engineers, Part H: Journal of Engineering in Medicine 1 de março de 2005 219: 195-202

18. El Chaujawi HG, Goodkind RJ, DeLong R, Douglas WH. O efeito da prótese parcial de extensão distal de camada resiliente no movimento dos dentes do pilar: uma nova metodologia. J. Prosthet Dent. 60:622-9; 1988

19. Eliason CM. Desenho do fecho RPA para próteses parciais removíveis de extensão distal. J. Prosthet Dent. 49:25-7; 1983

20. Feibiger GE ct al. Movimento do pilar por estruturas de prótese parcial removível com um obturador de hemimaxillectomia. J. Prosthet Dent. 34:555-61; 1975

21. Fritell DM, Grisius RJ. Retenção de próteses parciais removíveis obturadoras - uma comparação da retenção vestibular e lingual. J. Prosthet Dent. 43:212-17; 1980

22. Frank RP, Nicholls JI. Um estudo da flexibilidade dos fechos de arame forjado. J. Prosthet Dent. 50:167-71; 1983

23. Frank RP, Nicholls JI. Uma investigação da eficácia das contenções indirectas.

J. Prosthet Dent. 38:494-506; 1977

24. Frechette AR. Planeamento de próteses parciais com especial referência à distribuição de tensões. J. Prosthet Dent. 1:710-24; 1951

25. Frechette AR. A influência do desenho da prótese parcial na distribuição da força nos dentes do pilar. J. Prosthet. Dent. 6:195-212;1956

26. Green LK, Hondrum SO. O efeito de modificações de design na rigidez de torção e compressão do conetor palatino maior em forma de U. J. Prosthet. Dent. 131-5; 2003

27. Henderson D, Steward TE. Desenho e distribuição de força com próteses parciais removíveis. J. Prosthet Dent 17:350-64; 1967

28. Javid NS, Dadmanesh J. Desenho do obturador para pacientes com hemimaxilectomia. J. Prosthet Dent. 36:77-81; 1976

29. Jing Han,, Yong Wang, ,Peijun Lü, A Preliminary Report of Designing Removable Partial Denture Frameworks Using a Specifically Developed Software Package, , Int J Prosthodont,2010;23:370-375

30. Jordan LG. Conceção de próteses parciais removíveis com encaixes externos. J. Prosthet Dent. 2:716-22; 1952

31. Kaires AK. Efeito do desenho da prótese parcial na distribuição bilateral de forças. J. Prosthet. Dent. 6:373-85; 1956

32. Kaires AK. Efeito do desenho da prótese parcial na distribuição de força unilateral. J. Prosthet Dent. 6:526-33; 1956

33. Kaires AK. Um estudo do desenho da prótese parcial e das pressões mastigatórias num caso de extensão bilateral mandibular. J. Prosthet Dent. 8:340-50; 1958

34. Kaires AK. Desenho de prótese parcial e sua relação com a distribuição de força e desempenho mastigatório. J. Prosthet Dent. 6:672-83; 1956

35. Katulski EM, Appleyard WN. Conceitos bilógicos do uso do topógrafo

mecânico de gesso. J Prosthet Dent. 9:629-34; 1959

36. Kelly EK. Desenho de prótese parcial aplicável ao paciente maxilofacial. J. Prosthet Dent. 15:168-73; 1965

37. King GE. Desenho de trajetória dupla para próteses parciais removíveis. J. Prosthet Dent. 39:392-95; 1978

38. Ko SH, Mc Dowell GC, Kotowicz WE. Análise da tensão fotoelástica de próteses parciais removíveis mandibulares com apoios oclusais mesial e distal. J. Prosthet Dent. 56:454-60; 1986

39. Kratochvil FJ. Influência da posição do apoio oclusal e do desenho do fecho no movimento dos dentes pilares. J. Prosthet Dent 13:114-24; 1963

40. Kratochvil, FJ. Manutenção de estruturas de suporte com uma prótese parcial removível. J. Prosthet Dent. 25:167-74; 1971

41. Krol AJ. Desenho de fecho para próteses parciais removíveis de base extensível. J. Prosthet Dent. 29:408-15; 1973

42. Krol AJ. Retentor de fecho RPI (descanso, placa proximal, barra em I) e sua modificação. Dent Clin North Am. 17(4): 631-49; 1973.

43. La Vere AM. Um procedimento simplificado para levantamento e desenho de moldes de diagnóstico. J. Prosthet Dent. 37:680-3; 1977

44. Lammie GA, Laird WRE. Partial dentures. Publicações científicas Blackwell; quinta edição.

45. Luk KC, Tsai TS, Hsu SC, Wang FL. Próteses parciais removíveis com trajetória rotacional unilateral para molares inferiores inclinados: desenho e aplicação clínica. J. Prosthet Dent. 78:102-5; 1997

46. Maxfield JB et al. A medição das forças transmitidas a dentes pilares de próteses parciais amovíveis. J. Prosthet Dent. 41:134-42; 1979

47. Maxfield, JB, Nicholls JI, Smith DE. A medição das forças transmitidas aos dentes pilares de próteses parciais removíveis. J. Prosthet Dent. 41:134-42; 1979

48. Mc Dowell GC. Transmissão de força por retentores indirectos durante carga unilateral. J. Prosthet Dent 39:616-21; 1978

49. Mc Dowell GC, Fisher RL. Transmissão de força por retentores indirectos quando é aplicada uma força de deslocação unilateral J. Prosthet Dent. 47:360-5, 1982

50. McGivney GP, Castleberry DJ. McCracken's removable partial prosthodontics. Mosby; oitava edição.

51. Osborne J, Lammie GA. A prótese inferior bilateral em sela de extremidade livre. J. Prosthet Dent. 4:640-53; 1954

52. Perry C. A philosophy of partial denture design J. Prosthet Dent. 6:77584; 1956

53. Robinson JE, Rubright WC. A utilização de um plano-guia para manter o fragmento residual em hemimandibulectomia ou parcial. J. Prosthet Dent. 14: 992; 1964

54. Ronald Meeuwissen, Herman M. A. M. Keltjens, Pasquale G.F.C.M. Battistuzz. Barra do cíngulo como um conetor principal para próteses parciais removíveis mandibulares. J. Prosthet Dent. 66:221-3; 1991

55. Schmidt AH. Planeamento e desenho de próteses parciais removíveis. J. Prosthet Dent. 3:783-806; 1953

56. Schulte JK, Smith DE. Avaliação clínica de próteses parciais removíveis swing lock. J. Prosthet Dent. 44: 595-603;1980

57. Steffel VL. Conceitos actuais no serviço de prótese parcial removível. J. Prosthet Dent. 20:387-95; 1968

58. Stewart KL, Rudd KD, Kuebber WA. Clínica de prótese parcial removível. Medico Dental media International Inc.; segunda edição.

59. Stratton RJ, Wiebelt FJ. An altas of removable partial denture design. Quintessence publishing co., Inc.

60. Tebrack OC et al. O efeito de vários sistemas de fecho na mobilidade dos dentes

pilares para próteses parciais removíveis de extensão distal. J. Prosthet Dent. 41:511-6, 1979

61.   Thompson WD, Kratochvil FJ, Caputo AA. Avaliação dos padrões fotoelásticos produzidos por vários desenhos de próteses parciais removíveis de extensão distal bilateral. J. Prosthet Dent. 38:261-73;1977

62.   Trapozzano VR, Winter GR. Aspectos periodontais do desenho de próteses parciais. J. Prosthet Dent. 2:101-7; 1952

63.   Wagner AG, Forgue EG. Um estudo de quatro métodos de registo do percurso de inserção de próteses parciais removíveis J. Prosthet Dent. 35:267-72; 1976

64.   Weinbeerg LA. Força lateral em relação à base da prótese e ao desenho do fecho. J. Prosthet Dent. 6:785-800; 1956

65.   Wills DJ, Manderson RD. Aspectos biomecânicos do suporte de próteses parciais. J. Dent. 5:310-8; 1977

66.   White JT. Visualização da tensão e deformação relacionadas com o pilar da prótese parcial removível. J. Prosthet Dent. 40:143-51; 1978

67.   Yilmaz G. Levantamento ótico de moldes para próteses parciais removíveis. J. Prosthet Dent. 34:292-6; 1975

68.   Zach GA. Vantagens dos apoios mesiais para próteses parciais removíveis. J. Prosthet Dent. 33:35-45; 1975

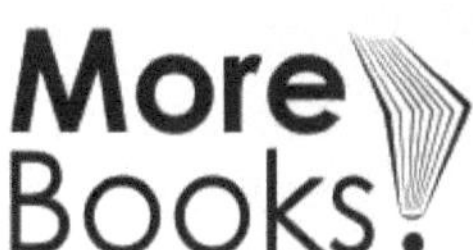

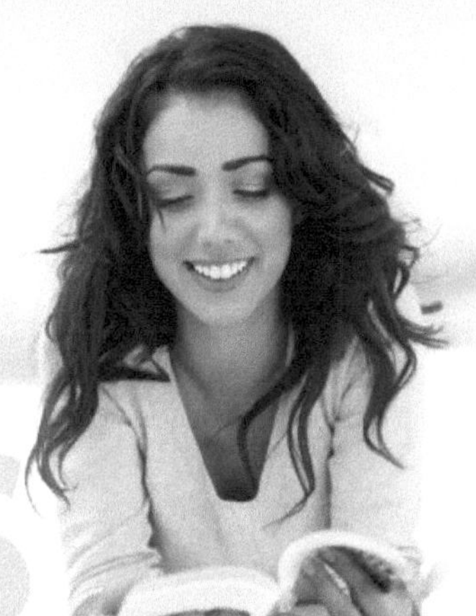

I want morebooks!

Buy your books fast and straightforward online - at one of world's fastest growing online book stores! Environmentally sound due to Print-on-Demand technologies.

Buy your books online at
www.morebooks.shop

Compre os seus livros mais rápido e diretamente na internet, em uma das livrarias on-line com o maior crescimento no mundo! Produção que protege o meio ambiente através das tecnologias de impressão sob demanda.

Compre os seus livros on-line em
www.morebooks.shop

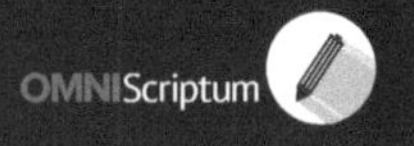